停止過敏

別讓過敏毀了你的人生

你是否正遭受過敏之苦，這樣做最簡單

邁克・迪爾克斯 Dr. Mike Dilkes
亞歷山大・亞當斯 Alexander Adams

劉又菘｜譯

STOP ALLERGIES THE EASY WAY

你是過敏，還是不耐症？

花粉過敏？食物過敏？其實只是口腔過敏症候群

正確分辨症狀，避免不必要的憂慮，拿回身體主導權！

晨星出版

CONTENTS

目 次

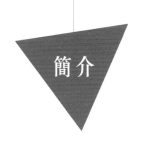

　　不論是季節性鼻塞，類似流感症狀的花粉症，過敏病人對於日常飲食的偏執，或是溼疹病人每天永無止盡的焦躁，肌膚問題和失眠……對於世界上幾百萬名過敏病人而言，過敏儼然成為他們日常生活中的大問題——總是會不停出現前述的這些惱人症狀。諷刺的是，從他們普遍出現的狀況來看，過敏會讓人們感到孤獨無助。過敏何時能痊癒，也無法輕易斷定。

　　本書的目的就像要疏散人潮擁擠的遊樂場，並釐清那些無須被複雜化的問題。我們將概述引發過敏反應的三大核心問題，闡訴大環境的現狀，讓讀者能夠瞭解問題所在並消除迷思，提供已證實有效的抗敏建議及有用的醫療處置來緩解發病。

　　過敏是一個大問題，過敏的病人人數已經創下歷史新高，無論是因為戴了高禮帽或是吃了紅絲絨杯子蛋糕，都被視為是可能的過敏源。好消息是，就算誰都會過敏，但這絕對也是一個有方法救的毛病。

　　真正的問題點在於，至今沒有人能明確的告訴你：

過敏究竟是什麼？

停止過敏 Stop Allergies

　　要一次掌握所有資訊，看起來似乎不太可能。當我們只是想為一個小問題找到一個簡單明瞭的答案時，網路上龐大數量的研究結果，實在令人倒退三步。更恐怖的是，你會找到一大堆不一樣的答案和可能的病症。

　　過敏源自於動物與生俱來的現象，其目的在於驅逐有害物質或潛在危險物質，例如時常接觸到的污染物、毒物和寄生蟲。這種方式遠比一般的免疫反應還要迅速，儘管兩者的作用機制差別並不大，但這些毒物會在數分鐘內使動物致死，根本沒有時間等免疫反應來處理。

　　此外，寄生蟲一旦侵入身體後就很難再被找到，尤其是當牠們已經化成引發免疫反應的身體機制時，更是如此。在某種意義上，人們會有過敏反應其實並非壞事，是身體刻意這麼做的，而且已經準備好查明──是誰在搗蛋。然而，我們視為過敏反應的症狀，其實是一種失敗的判別程式，問題就在於病人的身體總是無法正確判別好與壞。因此，如花粉之類的非威脅物質，就會跟毒物一樣被驅逐。

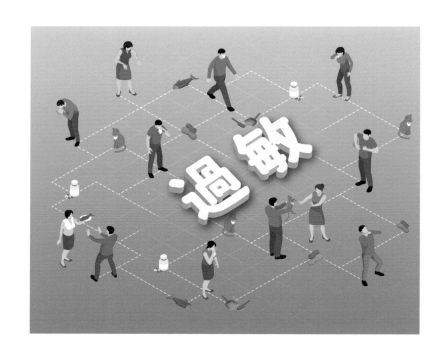

　　一般民眾會選擇向製藥公司、學術機構和醫生詢問關於異常過敏反應的明確建議。這些專家的建議和處置肯定能回答民眾的問題。事實上，過敏的答案就是來自醫藥公司不斷美化自己的結果——這個問題從十九世紀以來就一直存在。直至今日，「過敏」一詞仍無法被明確的定義，即便醫學專家也是束手無策。我們總是得面對人性的挑戰，以及隨風起舞的傾向，將極端的案例當成可能發生的事情。我們總會對於像電影《小鬼初戀》

1 裡被蜜蜂螫到引發過敏性休克（Anaphylaxis）致死的劇情更有感覺，且更希望瞭解關於預防蜂螫過敏的方法，但卻忽視那些我們更可能遭受的常見過敏症狀，而且這些症狀都有簡易的解決方法。關於過敏反應的紀錄也總愛著墨於那些罕見的案例上。

在一個人口數六千五百萬的國家中，如英國，因過敏性休克致死的實際發生率，一年大約只有三十例，主要是因為昆蟲叮咬或是藥物過敏。食物過敏致死相當罕見，在英國每年也僅出現六例。過敏性休克的治療與疑似病例皆有迅速的成長，但是因某種治療而致死的情形實在也不多見——在這些患者之中，每五十人僅有一人會發生心跳驟停（Cardiopulmonary Arrest）。因此，大家對此的重視度愈來愈高，治療也能有所成效。**2**

本書的主旨並非要延續這樣的潮流，或是在這些被過度重視的罕見過敏病例上有更多的著墨。基本上，我們寧願去關注更多常見的過敏反應。然而，**只要能對過**

---

1 《小鬼初戀》（*My Girl*）是一部劇情片，在敘述一個小女孩的成長故事以及她的種種際遇。其中最令人動容的就是男主角小湯瑪士因為被蜜蜂螫到而死去。

2 有趣的是，沒有人去比較其他同樣危險的活動，例如食物窒息（英國每年有兩百二十個死亡案例），或是躺在椰子樹下（世界平均每年有一百五十個死亡案例）。

敏有清晰的理解與簡單快速的遵循原則，過敏病人的生活品質便能感受到巨大的改善。

自我診斷與默默忍受？

過敏病人掌握自己的健康並自我診斷的普遍現象，對於尋找過敏的解決之道並沒有幫助。積極改變生活習慣當然不是什麼丟臉的事，我們希望透過個人的審慎評估，讓診斷到治療的過程更為精簡。

然而，事情總是不如所願。

無止盡的選擇是消費主義帶來的謊言，你會認為所有網路上的醫學建議，都會讓我們更相信自己在診斷和治療上做出的選擇。

然而，與過敏的關鍵區別在於，當我們考慮消費或選購時，那些品牌或企業的主要目標，是要合理化那些「為你好」的建議，好讓消費者能聽話，選擇購買他們的產品。他們將無限美好的願景匯集到一些簡單的產品，讓消費者滿意其成效，然後再次光顧。

要是我們用「購物」的眼光來看待這些醫療建議時，我們往往會看走眼。

那些銷售術語只會愈來愈誇大，問題只是愈變愈複

雜，但卻始終解決不了。

　　美國心理學者貝瑞‧史瓦茲（Barry Schwartz）提出一個著名的論點——「**選擇的弔詭**」（Paradox of Choice），**我們被迫面對太多的選擇，使我們逃避那些正確的醫學診斷，而且總是無法做出選擇。**

　　當自我診斷的趨勢涉及到健康層面時，反而成為許多問題的根源，尤其在過敏這件事情上。跟你的主治醫師站在相同的立場上很重要，這麼一來你就不必擔心自己在就診時，需要跟醫生說明服用過的保健食品或藥品。

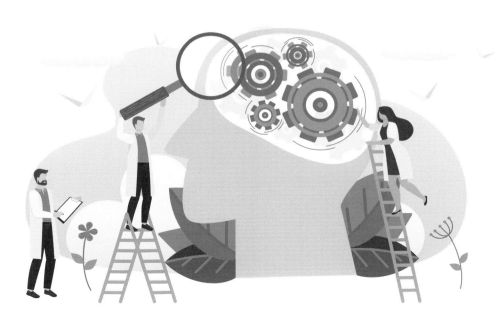

　　從病人過去自我診斷所得出的結果，會影響醫生與病人的對話，並誤導醫生得出與實際病因差十萬八千里的結論。

　　經由本書的探討可知，和你的醫生保持開放且誠實的問診關係，能夠確保醫生對你的健康做出精準的評估。

　　與醫生保持合作關係，會為你省去搜尋引擎所帶來的選擇障礙，更重要的是，能免去一大堆不必要的醫療檢查，也不必被醫生貼上過敏的標籤過一輩子。你也許就不會成為那些過敏病例中的一個。

過敏原的可怕

　　沒有什麼比過敏帶來的恐懼與焦慮，更能摧毀一個人的生活──它還能創造出特有的症狀。舉例來説，如果你會對某種食物恐懼、過敏，你可能就得擔心一連串的腸胃問題，例如脹氣、噁心、腹痛和腹瀉。

　　更常出現的問題，可能是喉部感到緊縮或甚至發不出聲音，以致於呼吸困難。

　　這樣的恐懼完全是可理解的，而且你可能會被安慰説，這世界上其實只有百分之○‧○○○○○○一的人

會出現這樣極端嚴重的食物過敏。

然而諷刺的是，光是過度焦慮和對過敏反應的恐懼，就足以誘發類似過敏的生理症狀。

因此，如果你擔心食物會在重要關頭（例如考試或面試）傷害你的胃，這樣的心理焦慮其實真的會帶來一些麻煩。

同樣的，如果人們在讀到關於花生過敏致死病例攀升的消息之後，還繼續吃花生的話，他們通常也會覺得喉嚨緊縮、呼吸感覺不順或暈眩，這就叫做恐慌（Panic）。

有趣的是，這跟那些害怕接觸金屬、纖維或液體的人並沒有不同。想想看，那些難看的斑點、皮疹和燒傷的傷痕，看了肯定不舒服。我們也一再瞭解到，光是壓力就足以帶給我們一些生理反應，例如帶狀皰疹發作。

從表面上來看，恐懼和焦慮並不容易緩解，但事實上，這只證明你對過敏仍不夠瞭解。

如果你沒有受過基本的求生訓練，結果在森林裡迷路了，你肯定受不了一直待在野外。但要是有完備的求生知識時，我們通常能迅速將未知的情況，轉換為意料之中且可掌握的事情。

重新拿回主導權

　　事實上，如果我們過度相信搜尋引擎的結果，和那些關於過敏的小道消息，我們最終會降低對於建議的標準。**本書的目的在於將複雜的科學，轉換為簡單的原則，幫你拯救自己。**

　　在接下來的章節中，我們將以深入淺出的分析，來說明三大核心領域：

一、吸入性過敏
二、消化性過敏
三、接觸性過敏

　　如此一來，我們才能真正的討論過敏。但首先，我們必須釐清一個長期不被重視的主題：過敏和不耐症的差別。

第 1 章

過敏
vs
不耐症

我是過敏，還是不耐症？

　　儘管過敏與不耐症在治療上大有不同，兩者仍時常被混淆，我們必須先清楚瞭解兩者的不同。而區分真正的過敏和不耐症的最佳方法，**是透過最常討論的主題之一：牛乳。更確切的說，是其中的一種成分：乳糖。**

　　要是對這個常見的問題不理解和有偏見是相當危險的，特別是在涉及孩童健康時。不過這些情況也都在所難免，所以不用擔心。

　　在讀完本章節之後，你會更清楚的瞭解你和家人面臨到的真正危險，這將幫助你們從頻繁前往急診、門診的困擾中解脫。現在讓我們來把這兩者搞清楚吧！

　　牛乳過敏（Milk Allergy）或是其他過敏症，會使身體出現免疫系統反應。這種反應非常罕見，因為它代表組織胺（Histamines）會對體內無害的物質產生反應。如果不立即解決，這些反應可能會快速惡化。由於只有不到百分之一的人接受過檢測，如果你知道自己屬於患有此類免疫反應的極少數人之一，那麼你必須瞭解反應的真正症狀，以及下面列出的預防和治療方法。

剖析箇中奧祕

過敏並不等同於不耐症。或者在上述之情況下，**對牛乳過敏與牛乳敏感性（乳糖不耐症）是不同的。**牛乳或乳糖不耐症只是代表人們無法消化大多數乳製品中的醣類。重要的是，要防止「過敏性（Allergic）」被用來當作任何敏感性、不耐性和噁心的唯一形容詞。

實際上，只有百分之一到二的人有食物過敏，但人們卻認為大多數人都很容易過敏，甚至幾乎每天的媒體都會發布新的過敏誘發因素。但其實大多數人純粹只是對某些食物比較敏感、不耐或是不喜歡而已。

在這個章節中，我們會解釋那些五花八門的術語。首先，我們已經很明白的指出，過敏和不耐症之間的關鍵差異。接下來，我們得花點時間來深入研究過敏的生物力學理論，理解這個複雜的醫學問題。

過敏　　≠　　不耐症

牛乳過敏　≠　乳糖不耐症

總 結

　　過敏是一個無用的詞語。有個快速區分過敏和不耐症的方法：只要仔細想想就會發現，你和家人幾乎都是受到不耐症的影響，因為不耐症比過敏更常見。

　　雖然不耐症的症狀也很嚴重，但只要真正瞭解之後就會知道：它們並不危險，而是替我們鋪好邁向過敏的解決之道。

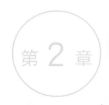

第 2 章

各種
過敏反應

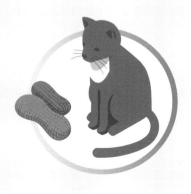

什麼是過敏？

我們來看看卡勒姆的案例。卡勒姆和朋友結束鄉村的野餐，踏上歸途，正享受著仲夏的散步時光，空氣中充滿來自周圍樹林的花粉，引發了卡勒姆的過敏反應——**打噴嚏、搔癢、流鼻涕和鼻塞——這是一種花粉症。**

這種過敏反應是因為卡勒姆的免疫系統對環境中常見的物質（這裡是指樹木上的花粉）產生異常反應。花粉等過敏原會引起身體的變化，這種變化可輕可重。

真正的過敏反應是當抗體與抗原結合，並導致特殊細胞，如嗜鹼性球（Basophils）或肥大細胞（Mast Cells）在體內滲漏。抗體是一種由身體製造的防禦性蛋白質，它可以清除不需要的入侵者，如病毒、細菌、寄生蟲、毒素、毒物等。抗體在醫學術語中常被稱為「免疫球蛋白」（Immunoglobulin）。

當你初次出現過敏時，是因為你的 DNA 創造出一種名為「呈遞者細胞」（Presenter Cells），也就是所謂的 T 細胞（T Lymphocytes），那是一種可與抗原結合的淋巴細胞。簡而言之，**抗原是引發免疫反應的異物。**這些呈遞者細胞分布於身體的外層表面，如鼻子、肺部、皮膚、腸道等，它們會作為身體防禦的第一線。

　　每當卡勒姆接觸到花粉時，就會重複這種過敏反應，因為他的鼻子或任何器官的外層表面裡的呈遞者細胞，與許多白血球或稱為記憶細胞（Memory Cells）交互作用，最後形成漿細胞（Plasma Cell）而釋放出抗體（免疫球蛋白），藉以與花粉產生反應。因此，一旦記憶細胞與呈遞者細胞接觸時，過敏反應就會自動發生，而且通常會持續一輩子。

過敏反應產生的機制

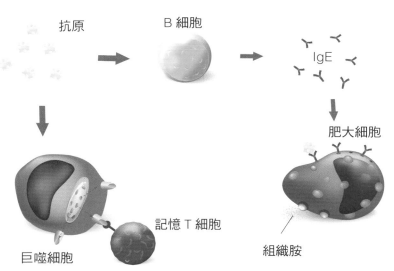

抗原　　　　　B 細胞

IgE

肥大細胞

記憶 T 細胞

巨噬細胞　　　　　　　　　　組織胺

從呈遞者細胞到漿細胞的演變，是一種必須、而且是令人著迷的過程，因為產生免疫球蛋白的正是漿細胞。免疫球蛋白也稱為抗體，**是引發免疫反應的關鍵，例如抗感染和導致過敏**。它們相當聰明，能夠識別出特定的威脅並各個擊破，有點像是為不同的工作挑選不同的工具。**每一種免疫球蛋白或抗體都是為了完成特定任務而設計的。**在過敏的情況下，免疫球蛋白 E 便會與花粉（抗原）相互作用，導致肥大細胞顆粒釋放（Mast Cell Degranulation）及釋放局部發炎因子，如組織胺。

各種免疫球蛋白的功能：

◆ **免疫球蛋白 A（IgA）**：鎖定黏膜（Mucous Membranes）

◆ **IgD**：功能未知；似乎有助於 IgM

◆ **IgE**：抵抗寄生蟲和有毒物質，引起過敏

◆ **IgG**：對抗病原體病毒和細菌

◆ **IgM**：及早發現病原體並促進 IgG 生成

這些發炎物質的釋放導致我們的身體過敏，並且讓我們了解，卡勒姆對於樹木的花粉有典型的反應。其他炎症介質包括白三烯素（Leukotrienes）和細胞激素

（Cytokines），會與組織胺一起作用，它們會引起在卡勒姆的案例中所描述的症狀，也會引發其他許多症狀，端看它們釋放的位置。

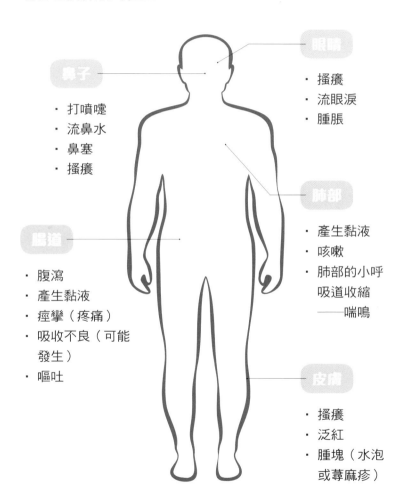

鼻子
・ 打噴嚏
・ 流鼻水
・ 鼻塞
・ 搔癢

眼睛
・ 搔癢
・ 流眼淚
・ 腫脹

腸道
・ 腹瀉
・ 產生黏液
・ 痙攣（疼痛）
・ 吸收不良（可能發生）
・ 嘔吐

肺部
・ 產生黏液
・ 咳嗽
・ 肺部的小呼吸道收縮——喘鳴

皮膚
・ 搔癢
・ 泛紅
・ 腫塊（水泡或蕁麻疹）

從流眼淚到腹瀉、咳嗽和打噴嚏等症狀，都是一部分的驅逐反應，必須盡快找到問題根源，然後處理。如前所述，過敏是針對有害或潛在危險物質而出現的保護機制，這種機制會在短時間內，立即排出上述物質，比傳統的病毒型免疫反應更快，後者可能需要經過數天的時間才會處理。

過敏如何發生？

這都要歸結於免疫反應。以麻疹疫苗接種為例，你必須欺騙身體，讓它以為你有麻疹，藉以讓身體產生抗體——當真正的麻疹病毒出現時，就可以很容易在還來不及發病的情況下就被擊敗。想像一下，身體是由一系列的門所組成，每扇門對應一種不同的病毒。而當你身體健康的時候，每扇門都是關上的。而當你受到病毒攻擊時，對應的門便會敞開，讓病毒大肆進入，使病情加重。但是，當你接種疫苗後，對應的門只會幫病毒打開一個小縫（因此你會感到稍微不適），但重點在於：此後，門就會永久關閉。當真正的病毒上門拜訪時，門便不再敞開，你就能保有健康。

防止過敏的困難，就在於它跟免疫接種不同，我們

無法永久關閉身體的這些對應門。當門被打開之後，在藥物的幫助下，我們還是能把門關上，但卻無法防止過敏一而再、再而三的將門打開。因此，我們只能陷在防止和治療的輪迴中。

IgE 抗體反應很重要的原因是，它有相當立即的影響——我們在接觸到麻煩後，很快就會有打噴嚏、咳嗽或腹瀉的症狀，如果這個麻煩是一隻蟲子或寄生蟲，IgE 能使它在還沒有足夠的時間鑽入體內或在被身體吸收之前，就被驅逐出體外。皮膚也是如此，強烈的局部反應，如蕁麻疹，會立即驅逐任何試圖想讓身體生病的物質。這種卓越的身體防禦機制，使我們能夠立即避免任何可能引起過敏的外部因素，例如青草、花粉。

為何過敏會致命？

不幸的是，本意要幫助人體防禦的過敏反應，最終居然成為造成傷害的主因，在過敏性休克的情況下，有時候甚至會要了我們的命。

● 過敏性休克（Anaphylaxis）

過敏性休克會傷害過敏病人的眼睛，有其明確的理由。過敏性休克會發生在對過敏原（抗原）暴露有嚴重過敏反應時，如大量釋放組織胺而導致全身腫塊的蕁麻疹、喘鳴、塌陷（Collapse）和臉部腫脹，特別是在嘴唇和眼睛。有時候，過敏性休克致死的原因是窒息（無法呼吸）和血壓的劇烈下降。會發生這種情況，是因為特定的抗原具有增加肥大細胞脫粒的潛力，例如青黴素等藥物，被蜜蜂／黃蜂螫傷、吃了花生、堅果、魚、牛奶、雞蛋，某些特定水果和貝類。大多數其他的吸入性過敏或食物過敏，則不會發生過敏性休克。

現在，我們對於過敏和不耐症有了更進一步的了解，是時候該告訴你，它們會對你做什麼事！

總結

當某種過敏反應發生時，就會啟動一種複雜的機制。我們的身體會處於高度警戒的狀態，以保護身體功能的健康，並將不惜一切代價來防止有害物質對我們造成傷害。某些人的功能異常，意味著這種誇大的保護機制不僅沒有提供保護，反而會引發一系列的損害，引起讓人極為不適的症狀。

第 3 章

吸入性
過敏

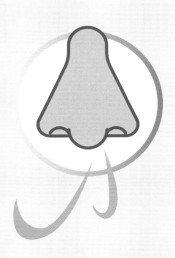

呼吸也會有問題

　　到目前為止，吸入性過敏或空氣傳播性過敏，是引起病人反應最常見的因素。有別於消化性過敏或接觸性過敏，人們需要透過某種途徑來「接觸」過敏原，而呼吸是最稀鬆平常，同時也是最難避免與過敏原有接觸的行為。正如許多花粉症病人所經歷的，眼睛是僅次於空氣傳播，最常接觸過敏原所帶來威脅的部位。

常見誘發因子

　　吸入性過敏相當常見——根據統計數據，光是美國就有近三千五百萬人患有上呼吸道過敏症狀。這些症狀發生在呼吸系統的主要通道和構造之中，即鼻孔、鼻腔、口腔、喉嚨和喉頭等。這些地方是吸入性過敏原的主要入口。

　　當我們談到吸入性過敏時，我們經常會談到來自四個關鍵領域的誘發因子：

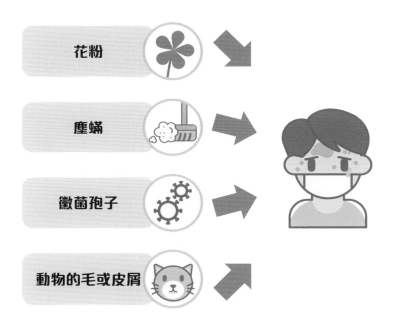

花粉

塵蟎

黴菌孢子

動物的毛或皮屑

　　對於沒有過敏的人來說，身體只會透過短暫的咳嗽、打噴嚏、眼睛泛淚或快速眨眼來排出這些被認為是多餘的物質。或者，也可以透過鼻腔中的黏液將這些物質送到喉部，然後吞嚥、消化和遺忘。

　　對吸入性過敏病人來說，故事則會繼續發展下去，因為身體所釋放的組織胺會引發鼻腔腫脹、阻塞、流鼻水、打噴嚏，搔癢和不適。如進一步向下延伸至肺部時，便會使小呼吸道收縮，最後導致產生黏液和咳嗽。

是感冒，還是過敏？

請確認你的症狀是過敏發作或僅僅是感冒，這通常是解決問題的重點。當病人開始進行自我診斷時，許多病症都會使病人很擔心。下列的圖表將有助於釐清過敏與感冒的細微差別，幫你提供給醫生有價值的資訊，以進行正確的診斷：

症狀	感冒	空氣傳播性過敏（Airborne Allergy）
咳嗽	常見	有時候
全身疼痛	常見	從不
疲倦無力	有時候	有時候
眼睛搔癢	從不	常見
打噴嚏	時常	時常
喉嚨痛	常見	有時候
流鼻水	常見	常見
鼻塞	常見	常見
發燒	常見	從不
病程	三至七天	數週 * 例如長達六週的北美豚草（Ragweed）過敏和花粉過敏

眼睛

過敏性結膜炎（Allergic Conjunctivitis）或者紅眼病（Pink Eye）是花粉熱病人最熟知的病症。結膜是眼睛的外層，是最容易暴露於外界的黏膜。肥大細胞遍布結膜，這些細胞正在等待抗原侵犯它們的保護區域，然後藉助特定抗體來抓住抗原。既然細胞已經捕獲了有害物質，就必須防止造成傷害並予以驅逐──也就是釋放組織胺來隔離威脅。例如，健康眼睛的外層是明亮的白色，不會有炎症或發紅的跡象。但是，如果某個對氯（Chlorine）過敏的人一直在游泳，而眼睛接觸到刺激物時，他的眼睛就會發炎或發紅。

我們會看到那些眼部感染的病人，會出現嚴重的不適感、搔癢和不定時的眨眼。想像一下睫毛跑到你眼裡的感覺──只要拿掉那根睫毛，眼睛就不痛了。過敏病人同樣會對許多刺激物產生反應，其中有許多刺激物是很難避免的，例如花粉或灰塵。過敏性結膜炎會引起眼睛發癢、流淚，產生黏在睫毛上的膿液，與過敏性鼻炎的反應很類似。如果是因樹木／青草、花粉或黴菌而發

病時，過敏性結膜炎可能會季節性發作；若是由塵蟎引起的話，也可能是整年反覆發作。

● 嚴重的眼部症狀

過敏性角膜結膜炎（Allergic Keratoconjunctivitis）是一種更嚴重的過敏性眼疾，通常好發於年輕人並且需要加強治療，因為症狀不僅更嚴重，更有可能危及視力。想要降低影響視力和失明的風險，及時且強力的治療必不可少。

鼻子

鼻子是我們呼吸空氣，同時也是過敏原積累的主要途徑。鼻子的主要功能之一是過濾吸入的空氣，讓吸入的大部分過敏原留在鼻子內，因此鼻子過敏是一個非常普遍的問題。鼻子過敏會引發名為「鼻炎」（Rhinitis）的病症，即黏膜炎症，主要有三種症狀：鼻

塞、流鼻水和打噴嚏。

花粉症

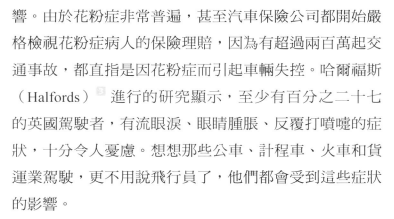

季節性的過敏性鼻炎通常被稱為花粉症（Hay Fever），百分之四十的人患有這種疾病，對睡眠障礙和白天過度嗜睡有影響。由於花粉症非常普遍，甚至汽車保險公司都開始嚴格檢視花粉症病人的保險理賠，因為有超過兩百萬起交通事故，都直指是因花粉症而引起車輛失控。哈爾福斯（Halfords）[3] 進行的研究顯示，至少有百分之二十七的英國駕駛者，有流眼淚、眼睛腫脹、反覆打噴嚏的症狀，十分令人憂慮。想想那些公車、計程車、火車和貨運業駕駛，更不用說飛行員了，他們都會受到這些症狀的影響。

許多患有鼻炎的病人，特別是有過多黏液症狀的病人（流鼻水、鼻水倒流）認為，戒掉乳製品會有幫助。

---

[3] 哈爾福斯為英國最大的自行車和汽車零件零售商。

事實上，乳製品的過敏測試結果為陰性，食物過敏也很少會影響到鼻子。病人之所以會有這樣的猜想，是因為人們認為牛奶和鼻子黏液有相似的性質，並且認為兩者具有因果關係。鼻竇炎的病人通常也會鼻塞或臉部不適，但這與乳製品過敏無關。喝紅酒或吃完起士等食物後會流鼻涕或鼻塞，很可能也非過敏所致，而是因為食物中含有組織胺。此外，食用山葵、芥末或辣椒後的鼻子刺痛和流鼻水，則是因為食物的香氣分子直接刺激鼻子內壁，導致排斥反應，這並不是過敏，只是一種直接刺激受體所出現的現象。

當我們比較過吸入性過敏和食物過敏的極細微差別之後，你會發現，吸入性過敏看起來就沒那麼可怕了。此外，我們也會獲得一些解決問題的建議。避免過敏原雖然是關鍵，但執行起來仍會遇到一些問題，全端看你是否能真正理解那些影響你的過敏原，而不只是單純的避免食用某些食物而已。

既然你已經充分了解吸入性過敏了，那麼在下面的訓練中，我們會提供一個完整的預防策略以及既有的醫療方法，還有一些在家就能進行的自救措施，盡可能減少和避免症狀惡化。

診斷、預防與處置

> ·注意·
>
> 歡迎你直接翻到這裡閱讀！我們明白你想要知道快速又簡單的解決之道，這也是我們想要告訴你的。以下的過程不僅簡短，在不閱讀本書其他章節時也能使用。不過，如果你想要達到最大效果，就必須充分認識吸入性過敏的每一個細節。因此，請花幾分鐘時間閱讀前面的內容。

● 診斷

驗血

　　醫生會從你的血液中抽取一些樣本做檢測，主要會著重在特異性 IgE 抗體的混合物，如先前所提到的，這些都是與過敏發作有關的抗體，會把幾組常見的過敏原，如樹木花粉、青草花粉、動物皮屑、塵蟎和黴菌一同進行檢測。如果其中有一組的抗體數值偏高，即表示你可能對該組物質有過敏反應，接著會對該特定混合物進行第二次測試，藉以觀察每種抗原，例如不同青草混合的組別中，會有不同類型的青草花粉，藉此查看病人

會對哪種青草類型產生反應。整個過程會運用於所有混合物上。如此一來，就能檢測出總 IgE 數（血液中的抗體總數），假使數值非常高，但所有混合物的檢測結果都是陰性，這意味著醫生必須進一步尋找抗原（過敏原），或考慮是否為寄生蟲感染（這也是總 IgE 數非常高的另一個原因），以及多發性骨髓瘤（一種罕見的血癌）。值得注意的是，許多因素都會影響試驗結果，特別是如果病人會吸菸。在試驗之前，確保你的醫生知道你有吸菸的習慣，或是曾有較長時間停留在寄生蟲感染較為常見的國家或地區。

皮膚點刺試驗（Skin Prick Test）

　　一旦驗血結果通過，醫生就會建議針對那些在驗血中顯示陽性的抗原，另外進行皮膚點刺試驗。這是為了檢查過敏反應的嚴重程度，因為病人對過敏原的實際反應，可能無法透過 IgE 抗體數值來預估。混合物中沒有的罕見過敏症，也可以藉由皮膚點刺試驗檢測出來，尤其是沒有特異性 IgE 抗體的試驗

時（有數百種，但也有數百萬種東西是可能會使你過敏的）。

　　皮膚點刺或皮膚抓痕試驗（Skin Scratch Test）是了解吸入性過敏原的常用方法，費用非常便宜且易於執行，試驗結果立竿見影，不過，前提是這些試驗要含括塵蟎、貓、狗、黴菌孢子、青草和樹木花粉的提取物。將抗原注射入皮下，接著會看到「風疹塊」（Wheal）及「皮膚發紅」（Flare）的炎症反應（過敏）。這種風疹塊會與陽性對照組進行比較，即組織胺也會直接注射到皮膚中。

● 預防

簡單又有效的預防誘發過敏

　　預防的關鍵在了解預防的方法，所以上述檢驗都相當重要。我們很難避免不與樹木、青草、花粉以及其他如雜草等植物接觸。但請記住：

1. 花粉的數量會在清晨和傍晚時達到最高峰，所以這兩個時段要確保關閉窗戶。

2. 黴菌好發於秋季，因為此時植物的葉子會開始腐爛。黴菌通常也會出現在木材略有腐爛的老房子

裡，如果一直都處於潮溼的狀態，情況就會變得更糟。

3. 塵蟎是迄今為止最常見的過敏原。這種過敏實際上是源自於塵蟎糞便中的蛋白質。所以，理想的居家環境要維持溫暖且通風的狀態，如果你可以整天保持窗戶敞開，就能避免塵蟎滋生。寢室避免使用地毯，經常用濕布擦拭掉灰塵。避免使用羽絨被和枕頭，床墊使用密封的防塵罩。地板建材以密封的石材或瓷磚為首選（當然不要鋪地毯）。使用顆粒過濾系統（例如 HEPA 高效濾網）並在吸塵器上安裝灰塵過濾器。

4. 更極端的預防方法是搬家——也許選擇住在山區，或是氣候乾燥的地區。

　　預防與隨時保持警覺都很重要。想要預防發作，就得依賴每天採取措施來減輕病情爆發的嚴重度。我們經常看到過敏和不耐症引起的症狀變得更嚴重，是因為身體沒有保持良好的狀態——特別是在缺乏優質的睡眠、合宜的水分補充和均衡的飲食下，病人的防禦程度自然就會降低。

　　以下的方法能幫你啟動免疫系統修復過程，也就是

說，你的身體可能自主恢復活力。所以，請開始行動，讓自己處於最佳狀態吧！

◎ 躺在床上前，先洗頭、洗澡

不少人會在早上起床後洗澡，但其實比較好的日常習慣，是在你上床前就洗好澡，這也攸關有效預防吸入性過敏——特別是在過敏季節更要這麼做。病人經常抱怨早上醒來時常有浮腫、鼻塞，或是精神不佳的情形，原因就是花粉和其他吸入性誘發物的宿主，卡在頭髮和身體上一整天。如果不洗掉，你基本上每天會跟那些避之不及的東西窩在一起八到十個小時，與你共枕眠的人也會因此受到影響。所以定期清潔床上用品和床單，就能去除累積的灰塵、花粉和孢子。

◎ 先發制症

我們會提到許多藥物和噴霧，可以有效治療吸入性過敏的症狀。就預防的角度而言，這裡的重點應該放在過敏發作之前所

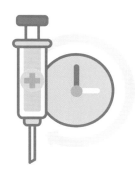

採取的例行措施。如果你知道自己容易受到某些季節或動物的影響，那麼你必須積極服用藥物，不要等到發作再服用，因為到時候吃藥也為時已晚。

在花粉症季節的前幾週，就開始服用抗組織胺藥物，或使用類固醇持續性注射液（參見第 47 頁），而不是等到過敏造成眼睛流淚或流鼻水等症狀時才開始使用。

請和你的醫生討論，並確定你一整年的發作時間，這意味著你能夠掌握「採取行動」的時間點。透過諮詢醫生也可能讓你察覺，是否有忽略其他刺激物。

你可能會發現，記錄季節性過敏症發生的過程很有幫助，因為每個人的病程都略有不同。準備一份月曆並記下：

· 何時開始出現初期症狀（流鼻涕、眼睛充血或發癢）

· 感覺最不舒服的時間

· 過敏季節的持續時間

· 症狀消退的地方

在你下一次諮詢醫生時，便能掌握這些有價值的情報，對於什麼時候該開始「採取行動」會更有把握。

◎ 蜂蜜是沒有用的！
（至少並非如傳言中的那麼厲害）

有一個看法認為：每天食用一茶匙的蜂蜜可以防止對花粉的過敏反應，因為蜂蜜含有會讓人過敏的花粉，提早接觸反而有助於抑制過敏反應。儘管這個說法聽起來就像蜂蜜一樣甘甜美好，但不幸的是，蜜蜂採的花蜜並非來自青草或樹木的花粉。花蜜裡幾乎不含花粉，蜂蜜是由花蜜所製成的。那些宣稱蜂蜜可作為有效補救措施的人，他們所持的理由和結果都是錯誤的。

蜂蜜是一種強大的免疫增強劑，每天食用一茶匙將對重新平衡身體的自然防禦有正面效益。少量食用蜂蜜也一直被推廣為促進睡眠的方式——總結上述對於睡眠品質的好處可以確定，蜂蜜能確保有助於身體所需的休息和修復。

◎ 別把你的鼻毛和眉毛修剪得太短

修剪濃密的眉毛和突出的鼻毛是一種非常普遍的美容手法。但請記住，這些露出的毛髮可以防止空氣中的過敏原進入體內。眼睛上方的毛髮阻止顆粒進入結膜，超敏感的鼻毛既可作為防禦牆，也可作為打噴嚏和驅逐任何接觸物質的信號。

不要緊張，你還是可以修剪它們，重點在於你只需要修剪幾公釐就夠了，千萬不要去蜜蠟除毛或剃除所有毛髮，因為這樣會讓你身體最脆弱的部位完全沒有保護。

● 處置

獲得控制

理論上，藥物治療就是阻斷炎症反應，消除組織胺和其他炎症介質的作用，然而卻沒有太明確的制度說明，何時該使用哪種治療方法或治療方案的組合。

規畫一個治療制度的最佳方法是透過所謂的「階梯式處置」（Ladder of Intervention）。每個人在每個階段都會有不同的反應，有些人可能只需要前兩個階段的處置就足夠，重要的是必須從第一階段開始進行，然後循

序漸進的往下走。

階梯式處置鼻過敏

舉凡季節性的花粉症或是整年發作的過敏皆適用

1. 鹽水洗浴
2. 鼻用藥膏，例如凡士林（Vaseline）
3. 類固醇／抗組織胺噴劑和眼藥水
4. 肥大細胞穩定噴劑和眼藥水
5. 抗組織胺藥片（Antihistamine）
6. 抗生素三烯藥片（Antileukotriene）
7. 高劑量類固醇片的療程
8. 持續性注射類固醇

◎ 鹽水噴洗或沖洗

用鹽水沖洗鼻子的效果不容小覷，因為這有助於清除我們在白天和晚上所積累的灰塵、花粉和碎屑，這些東西很可能會讓我們過敏。關於鼻子過敏（花粉症／鼻炎）的問題，可以定期清洗鼻子，清除所有這些黏在鼻子內的顆粒，作為鼻子過濾的一部分。同時，請多加利用鹽水沖洗。

【初階】 將半茶匙的食鹽溶解在一杯煮沸的開水中，並冷卻到室溫。用一隻手掌當碗盛起鹽水，另一隻手以手指壓住一邊的鼻孔（只須壓住鼻翼即可），然後另一邊的鼻孔吸入一些手掌的鹽水，幾秒鐘後再擤乾。兩邊鼻孔都重複上述動作一次。這就是基本的清洗練習。

【進階】 在藥局購買沒有針頭的五毫升注射器，並抽取五毫升鹽水，在身體處於四個不同的姿勢時，將鹽水輕輕注入鼻子：

① 仰臥
② 往左側躺
③ 往右側躺
④ 面朝下躺在桌子上，頭部越過桌子邊緣往下放，眼睛盯著桌子底部（我知道這有點難！）

你隨時都能拿鹽水來沖洗鼻內，幾秒後再擤出來，這對於塵蟎過敏病人特別有效。塵蟎過敏也是你最有可能罹患的常見過敏症──最好每天分別在

睡前和起床時做一次。即使症狀消退，我們還是建議每天持續沖洗鼻子作為日常的預防措施。

◎ 鼻用藥膏

只要將藥膏或凡士林等礦脂物（Petroleum Jelly）抹在鼻孔和鼻內，便能最大程度的減少進入鼻腔通道並引起過敏的有害顆粒。這麼做的重點在於鼻內能整夜都獲得保護，也可以與其他日間預防措施（如鹽水噴洗或沖洗的方式）一起使用。

◎ 噴劑和眼藥水

① 抗組織胺藥可作為鼻子過敏的鼻噴劑、眼部過敏的眼藥水，或肺部／皮膚／腸道過敏的藥片服用，也能以靜脈注射的方式用於治療更嚴重的過敏病例。

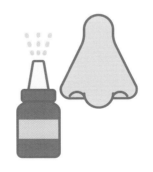

② 色甘酸二鈉（Sodium Cromoglycate）也可作為噴劑、滴劑和吸入劑等形式提供治療，用於鼻子、

眼睛或肺部的過敏，可以穩定肥大細胞，阻止它們釋放組織胺，從而防止搔癢或流鼻水的症狀。

③ 類固醇噴鼻劑也非常有效，因為類固醇以高效但卻難以理解的方式抑制炎症的病程。在鼻子過敏的不適情況下，抗組織胺藥和類固醇的混合噴劑可以發揮卓越的功效（但並無與色甘酸二鈉的混合噴劑）。

◎ 抗組織胺藥片

抗組胺藥通常有嗜睡和非嗜睡兩種類型，但總是不會標示得太清楚。嗜睡型的藥物會讓人感到疲倦和困倦，因此不適合在白天服用，但於夜間服用可促進睡眠安寧。醫生會確保你服用最合適的藥物，而其有效之成分如下：

① 嗜睡型：氯苯那敏（Chlorpheniramine）、羥嗪（Hydroxyzine）、鹽酸異丙嗪（Promethazine）

② 非嗜睡型：勝克敏（Cetirizine）、氯雷他定（Loratadine）、飛敏耐（Fexofenadine）

◎ 抗生素三烯藥片

最初是作為抗氣喘藥物，非常有助於抑止白三

烯素的過敏作用，通常搭配類固醇和抗組織胺藥噴劑一起使用，專為需要長期治療使用而設計。

◎ 高劑量類固醇片的療程

類固醇是最為廣泛使用的抗過敏藥物，能影響 T 細胞和 B 細胞的代謝和分布，概念是以藥物模仿壓力激素皮質醇（Stress 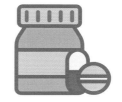 Hormone Cortisol）的作用。皮質醇會從腎上腺排出，以儘量減少炎症在體內的影響，對過敏症狀的治療非常有效，效果可遍及身體的每個部位。

全身性類固醇（藥片形式）主要於短期治療使用。所有由醫生開立的處方，必須由經過訓練的專業人員密切監控。如果你出現任何副作用，如躁狂、視力改變、關節疼痛、焦慮或食慾不振，請立即聯繫他們。不用擔心，這些症狀只是暫時的並且通常會自行消退，但你得和醫生保持聯絡，好讓他們可以微調劑量和藥物類型。

◎ 持續性注射類固醇

持續性注射是緩慢的進行投藥，並且在一定程

度上避免給予更高劑量的口服類固醇藥片劑。將 80-120mg 的劑量注入臀部肌肉深處，藥劑會在 60 到 90 天內逐漸釋放，劑量為 1-2mg ／天，相較於每日口服（高於）40-50mg ／天的劑量要來得低。另一種方法是透過口服方式，給予 1.5mg ／天的低維持劑量。

你所服用的藥物是為了整個過敏季節所開立的處方，因此，不太可能會產生抗藥性。如果你確實感覺到症狀惡化，仍該繼續接受療程並諮詢醫生，因為在病情自然演變的過程中，可能已有變化，而醫生會視情況調整藥物。

免疫治療

這是一個有爭議的主題，在進行此療法之前應先諮詢醫生。在免疫治療中，每天都會給你很少量的過敏物質，就像順勢療法一樣。有充分的證據證明，免疫療法適用於治療花粉熱，但這是一個艱難的治療過程，必須每天進行療程長達三年。一旦病人停止治療後，原本明顯改善的症狀就又會再次復發。此療法的價格也很昂

貴，在英國，一個為期三年的療程費用約為九千英鎊
。治療方式則是將沾滿抗原（例如花粉症中的青草花
粉）的特殊微小海綿片，置於病人舌頭下方或注射進皮
膚裡。須注意的是，如順勢療法之類的實際治療模式，
尚未有具體的論證。

　　免疫療法在英國仍屬於未獲許可的治療方法，但顯
而易見的是，對於那些黃蜂螫傷、對花生等物質發生過
敏性休克的病人來說，免疫療法將會大幅降低過敏發作
的嚴重程度。這些過敏性休克誘導物質尚未有可行的免
疫治療，但目前已有許多研究持續進行中。

關於氣喘

　　過敏是氣喘的一部分，但這個部份相當複
雜，涉及多重因素和潛在的危險，已經超出了
本書探討的範圍。如果你認為你
的氣喘症狀可能與過敏有關，
那麼對診斷、預防和治療有基

　九千英鎊約合新臺幣三十六萬元。

本了解就很重要，但所有治療都必須先諮詢醫生。

總結

　　吸入性過敏病人會受到空氣傳播因子的影響，而有上呼吸道與眼睛方面的發作風險，結果便是會引起季節性發病或長達一整年的身心不適。如何妥善處理皆有賴藥物治療（諮詢你的醫生）、謹慎的居家治療和預防措施，三者相互配合進行。

第 4 章

消化性過敏

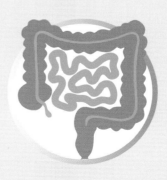

　　消化性過敏可能是所有過敏症中最令人擔憂的，尤其當我們看到這類型的嚴重病例經常出現在頭條新聞上時。我們多少都聽到過一些朋友會對花生或貝類過敏，或者是許多關於因為飛機上的花生粉[5]，或食用包裝污染的三明治[6]等恐怖故事。無論是兒童的慶生派對還是米其林星級餐廳，偶爾也會出現過敏相關的問題，讓人心生恐懼。

　　如果你閱讀上述案例並不覺得意外的話，我想是因為這樣的過敏危機正是你心中最大的擔憂。要是你或家人確實有食物過敏的情況，你們的壓力不僅會提高，想必也聽過各種不同的日常生活建議，結果反而讓情況變得更糟。我們通常會自我假設，絕大多數的食物過敏如果沒有妥善處理，就會死亡。然而本書一直要強調的

---

[5] 英國一名小女孩患有嚴重的過敏，她與家人乘坐飛機時，同機乘客打開一袋花生食用，由於飛機上的空氣都是循環的，使花生的粉末在機上四處瀰漫，結果小女孩出現過敏性休克，經過急救才恢復意識。新聞出處：http://www.epochtimes.com/b5/14/8/18/n4227836.htm

[6] 英國一名十五歲的女孩娜塔莎對芝麻、堅果、乳製品有嚴重過敏，卻在食用朝鮮薊，橄欖和橄欖醬製成的三明治後，在飛機上因食物過敏身亡。經查發現，這個麵包產品的包裝袋是使用臨時簡易的包裝袋，上面根本就沒有標示食物成分。而且，一般芝麻是撒在麵包上面的。而娜塔莎買的這個麵包卻是將芝麻揉在麵糰裡的。新聞出處：https://kknews.cc/zh-tw/news/82lzz8n.html

是，這種焦慮是來自對未知事物的恐懼，並非代表你或家人一定會遇到這種致命的過敏風險。這並不是說，極端嚴重的情況不會發生。這些極端的情況會發生，但相當罕見，不過，令人驚訝的是，這些罕見的情況卻讓大家誤以為——這很有可能會發生在自己身上。

在這個章節中我們會提到，比起不耐症，過敏真正的危險是什麼。此外，也會提供如何避免、預防和治療消化性過敏的基本建議，讓你重新控制過敏的病情，然後安心生活。

什麼是食物過敏？

食物過敏是指你的免疫系統對食物產生反應，導致身體組織發炎。實際上，食物過敏十分罕見，但往往都會在家中發生，估計有百分之五的成年人患有食物過敏，兒童則大約有百分之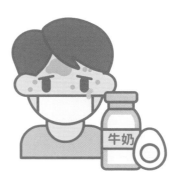八。有些孩子通常會對牛奶、雞蛋和小麥過敏，許多人在成年之後仍會對這些食物過敏。

一旦你對某種食物過敏（就如同對花粉或其他過敏原的過敏反應一樣），每當你吃到該特定食物時，你就會產生反應，因為抗體會和你過敏的食物結合，然後潛伏、等待著，再和腸道黏膜中的肥大細胞結合。不幸的是，醫生無法預判出過敏反應會嚴重到什麼程度，這表示第一次出現的輕微症狀，可能在下次發作時會變得很嚴重。因此，你必須向醫生報告任何初期發作的跡象，或是詳細的家庭過敏史。

常見的食物過敏原

下列這些食物所含的蛋白質，最常引起過敏反應：

- 牛乳
- 蛋
- 堅果
- 小麥
- 黃豆
- 魚類
- 貝類
- 花生

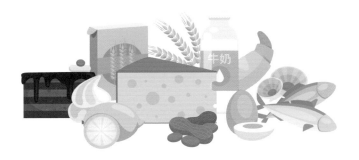

　　我們通常只會對少部分的食品過敏。當你吃進真正有危險性的東西（如毒素）時所導致的反應，是身體一直想要防範且極其敏感的。比方說，食物過敏就是特別容易引起身體反應的過敏類型，所以身體的防禦系統對此所產生的作用只會多、不會少。

　　不幸的是，食物過敏是一種相當容易被誤診的病症，不僅因為容易和食物不耐症混淆，而且因為現代人總愛查詢谷歌（Google）來進行自我診斷。一般來說，如果病人對食物過敏，食用後，口腔和喉嚨會立刻產生麻刺感和搔癢感。若是加上潛在的過敏因子，例如青草花粉，嘴巴和嘴唇便可能腫脹或極度搔癢，這稱為「**冰山效應**」（Iceberg Effect），雖然這些症狀只是冰山一角，但其實潛在的過敏病症正隱藏其中。

　　事實上，病人對白樺樹花粉過敏並患有花粉症，但是像榛果之類的堅果（常見於其他眾多食品中），由於類似於白樺樹的花粉結構，因此在吃進嘴巴之後，也會引起口腔的不適感。這不會危及生命，但可能引起病人嚴重的恐慌，因為這些症狀可能會被誤診，或者被病人誤認為過敏反應，這也被稱為「**口腔過敏症候群**」。

　　對於醫生或主治醫師來說，病人的食物過敏史通常會被誇大、錯誤描述和／或被病人自我評斷。這可能是

因為醫生不能斷定病人是否為過敏，或有無出現過敏性休克反應，因為真正的過敏性休克非常罕見（例如食入花生致死），但後果卻是相當嚴重。因此，醫生通常必須納入病人／父母的評斷，並寫入他們的醫療報告中，再進一步經過檢測才能診斷為過敏與否，更別說是過敏性休克了。

這可能聽起來有點嚴厲，但是健康才是重點。請保持開放的心態並記住，只有避免讓自己陷入自我診斷的精神折磨，才能替你的醫療問題找到更快、更有效的解決方案。

如果你或某個家人已經受不了對某些食物的過敏，或是有本書中討論的任何症狀類別，那麼請繼續讀下去，因為書中提到的內容會幫助你放鬆心情。但是，也要記下導致症狀的所有因素，或者有食用讓你擔心或顧慮的東西，並將這些資訊告訴你的醫生。請試著記住你吃下的食物和那些你認為有問題的部分，這些細節能提供醫療專業人員很好的資料，他們可以快速行動並安排最準確、最合適的檢驗。

口腔過敏症候群

不幸的是，為保護我們免受壞東西的侵犯，所以需要的誇大邊境管制，像跟那些會引起過敏反應的東西相似、但並非同一物質的蛋白質，它們本身就能欺騙身體，也會引發過敏反應。舉例來說，**如果你對豚草**（一種常見於亞熱帶和熱帶地區的花灌木）**過敏，那麼你可能也會對香蕉或甜瓜產生反應，這種情況稱為「交叉反應性」**。其他過敏原的交叉反應性並不常見，但如果是因食物的特異性引起免疫混亂時，我們稱為「口腔過敏症候群」（Oral Allergy Syndrome, OAS）。

一般而言，當患有白樺樹花粉症的病人，在吃下他們過敏的食物，或者與白樺樹花粉核心抗原之一類似的食物時，就會發生這種情況，比方說，榛果蛋白質就類似於白樺樹花粉中的 Bet v 1 核心抗原。這是冰山效應的另一個例子 ——可能只因食用堅果蛋白質而在口腔中感覺到症狀，但白樺樹花粉症有很大量的潛在抗體。

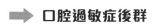

花粉症　＋　與核心抗原類似的食物　➡　口腔過敏症後群

除了在花粉症季節之外，食用下列任何食物過敏原都不會感覺到任何症狀。基於這一點，當季節性症狀比平時更嚴重時，養成習慣記錄特殊的時間點。或者，當你的口中有任何異常的刺痛感時，特別要考慮下列任何一種食物，是否構成惡化症狀的原因：

◆ **白樺樹花粉**：蘋果、杏仁、胡蘿蔔、芹菜、櫻桃、榛果、奇異果、桃子、梨子、李子
◆ **青草花粉**：芹菜、甜瓜、橙橘、桃子、番茄

如果你觀察到某種導致過敏的原因，或者你很愛食用番茄，那你現在該留意一下了。再說一次，記下那些可能導致季節性症狀，或讓口腔刺痛感增加的食物，然後找個時間諮詢你的醫生。

食物不耐症

我們將樹立一個有爭議的指標：**食物不耐症≠過敏**。為什麼我們需要這種看似多餘的區分呢？用谷歌搜索「食物不耐症」，你會找到大量的意見和建議，讓事情看起來非常困難且複雜。但這對你沒有任何幫助，因

為實際上只要真正理解問題所在，然後透過一些非常簡單、清晰的日常習慣，就能釐清、處理及預防食物不耐症。我們的使命是阻止「過敏」和「不耐症」成為可互換的同義詞。

因此我要再說一次：食物不耐症≠過敏。食物不耐症是一種食用對身體無威脅的食物時，所出現的異常反應，雖然其症狀聽起來很像過敏，但其頂多只會出現下列症狀：

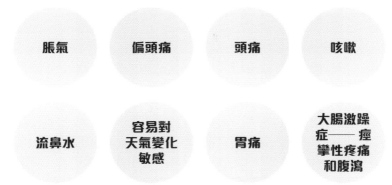

脹氣　　偏頭痛　　頭痛　　咳嗽

流鼻水　　容易對天氣變化敏感　　胃痛　　大腸激躁症——痙攣性疼痛和腹瀉

有一個更好的方式來描述不耐症：人們很難消化某些食品，和／或食物之中的化學物質與蛋白質。這裡並無意要淡化食物不耐症的影響——事實上，有些病例可能會出現類似過敏的症狀。但請放心，食物不耐症不太可能導致死亡或嚴重的病情，因此必須調整心態來減輕壓力及症狀。

有一個很好的區分方法：**過敏反應是一個立即性的醫學問題，而不耐症則會長時間影響身體，如果沒有正確治療，可能會對腸道造成嚴重損害。**

我們的大腦總是毫不猶豫的自欺欺人，所以能否真正了解危險之處，才是邁向解決之道的一大步，而不是等到吃了過多重口味的雞肉和辣肉腸濃湯之後，才悔不當初。我們的計畫是要擺脫眼前的不當心態，冷靜思考，確切了解你可以採取的措施，以儘量減少、防止長期不耐症的影響。

乳糖不耐症和乳糖酶缺乏症

影星兼前加州州長阿諾·史瓦辛格（Arnold Schwarzenegger）說過一句名言：「牛奶是給嬰兒喝的。當你長大了，就該喝啤酒。」嬰兒在剛出生的第一年沒有牙齒，所以他們必須透液體來攝取所有的營養，牛奶就是一種非常適合嬰兒的食物。雖然這個建議有點粗糙，但這也顯示一個非常重要的觀點──嬰兒有消化牛奶的能力。嬰兒的胃會產生高濃度的乳糖酶，這種酶可以讓身體消化乳糖──牛奶和乳製品中的糖。

在初期發育期間，嬰兒的主食是母乳，但是當他們

斷奶時，他們可用的乳糖酶仍足以充分分解和消化牛奶，並獲得牛奶所含的營養素和生長激素。但總體來說，世界上大約有百分之七十五的人在**斷奶後**，會失去一些乳糖酶。在某些情況下，人們可能有乳糖不耐症，而乳糖酶的產量則會進一步下降。雖然正在發育的孩子會轉而食用固體食物，而這可能會使胃無法再充分分解這些乳糖，也就是**不耐症的定義：無法消化某些食物**。從廣義上講，由於上述原因，我們都有程度不一的乳糖不耐症。通常乳糖不耐症的病人在食用乳製品後，會有不適、疼痛、脹氣和腹瀉。

● 乳製品

顯而易見的刺激物	不太明顯的刺激物
▶ 牛奶	▶ 巧克力
▶ 起士	▶ 餅乾
▶ 冰淇淋	▶ 沙拉醬和美乃滋
▶ 黃油（Butter）	▶ 硬糖果
▶ 優格	▶ 蛋糕
▶ 奶油（Cream）	▶ 某些麵包和烘焙食品
	▶ 早餐麥片
	▶ 即食馬鈴薯濃湯
	▶ 某些加工或罐裝肉類
	▶ 用小袋包裝的薄煎餅、鬆餅

　　如果上述症狀聽起來很熟悉，那麼你就必須確實根除造成不耐症的食物或飲食組合，最有效的方法是完全停止食用所有乳製品，看看症狀是否消退。請記住，在食用者不知情的情況下，許多食物可能含有乳製品或微量牛乳。如果症狀持續存在，就必須真正了解問題的根源。請遵循以下相關飲食建議，飲食的重大變化將會為你帶來正面的影響，但最好在開始實施此類飲食調整之前，告知你的醫生。

麩質不耐症和乳糜瀉

　　時常會聽到這句話：「我對麩質過敏。」希望在這個階段你已經意識到，這種說法幾乎肯定是錯誤的，因為這種情況很罕見。當然，如果你真的對麩質過敏，那麼請立即把貝果麵包收起來，別再吃了。這裡要再次重申，人們經常（實際上有百分之九十八的時間）會提到自己患有麩質不耐症或乳糜瀉。這些名詞幾乎是同義詞。事實上，任何麩質不耐症只要不在乳糜瀉（Celiac Disease）的定義範圍內，都會被歸為「非乳糜瀉的麩質敏感」（Non-celiac Gluten Sensitivity，簡稱 NCGS）。關鍵在於，雖然 NCGS 會導致相同的症狀，其與乳糜

瀉的嚴重程度也相同，但導致它們發生的免疫反應卻不同。事實上，NCGS 似乎不是因免疫系統問題所致，因為它與抗體或腸道內壁損害並無相關聯。

乳糜瀉要歸因於連接基因性 T 細胞的麩質消化產物──醇溶蛋白（Gliadin）。基因性 T 細胞是一種在人體免疫系統中起關鍵作用的白血球。這些 T 細胞生存於腸壁上，這種連接過程產生的炎症激素（細胞因子），導致腸道內壁的變化和乳糜瀉的症狀，這是一種第四型超敏反應（Type 4 Hypersensitivity Reaction），而例如花粉症的過敏則屬第一型超敏反應，兩者相似、但不相同。這個過程有部分涉及酶組織性轉麩氨酶（tTG）的缺乏，它有助於減少炎症和緩解腫脹。乳糜瀉會讓這種酶進一步分解成醇溶蛋白，進而促進 T 細胞產生更多（而非減少）的炎症激素：這是一種惡性循環。

對付疾病的免疫力會使這一切變得更糟。請記住，免疫力是身體暴露於有害外界影響時的自然作用，因此它可以保護身體，並在下次遭遇同樣影響時能免疫。然而，乳糜瀉病人反而產生 tTG 的抗體，並與腸壁中的 tTG 結合。對自己的身體細胞產生抗體，稱為自體免疫，並且是第五型超敏反應，而過敏是第一型超敏反應。因此，乳糜瀉是第四型和第五型超敏反應的組合，

但依舊不是過敏。

這種 tTG 抗體（也就是抗 tTG）可以在血液中被檢測出來，也是診斷乳糜瀉的良好診斷指標。

從現在開始，我們只會提及乳糜瀉的事情，但區別是重要的，因為症狀出現不一定能被明確判定為哪種病症，但影響仍很巨大。所以，請在本書的指導下採取正確行動，了解你的症狀。

● 接受檢測

乳糜瀉的發病率約為二百分之一，是一種常見的食物不耐症，並且會有小腸發炎的症狀，導致無法吸收和運用營養素。更具體的說，這是一種疾病，受影響的個體具有對醇溶蛋白（這種蛋白質是麩質的一部分）產生反應的遺傳傾向。對此進行的測試包括對腸道內壁進行活組織檢查，以及查看人類白血球抗原（HLA）基因層級或轉麩醯胺酸酶（Transglutaminase，一種關鍵的酶類型）抗體的血液檢測。

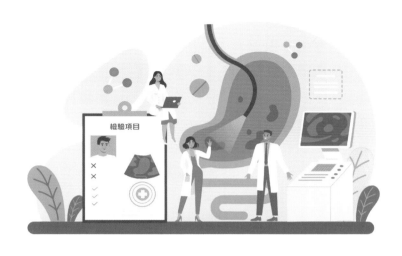

　　最好的方法是接受腸道活檢。透過口腔，沿著食道、胃和小腸置入內視鏡，雖然沒什麼疼痛感，但它確實會採取一些小腸內壁的樣本。這當然是侵入性的檢查，但好消息是，這是門診治療或當日就可以完成的手術，所以不須住院。

　　此類篩查會由專科醫生進行，醫生還會要求進行年度檢查以監測病情進展，並找出任何營養異常。如果你認為自己可能患有乳糜瀉，或到目前為止有出現上述提到的任何症狀或不適，請諮詢你的醫生。

組織胺不耐症

　　組織胺會使血管腫脹或擴張，因為血管擴張會使血流增加，血管壁滲透性也會增加，導致液體滲入組織而腫脹，**藉以幫助白血球直接鎖定那些外部攻擊。由於局部壓力作用，這會暫時阻止淋巴液向外排出**（進入體內）。想像一下被蜜蜂螫傷嘴唇，你的嘴唇就會腫了一倍，甚至是四倍。這是一個阻斷攻擊的機制——實際上是說「在這裡看不到任何東西」，因為它隔絕了那些攻擊物質，使其他身體功能可以繼續正常運作。透過上述解說應該可以推論出，對付過量組胺釋放的藥物治療方法是什麼？沒錯！就是抗組織胺藥。

　　組織胺不耐症會使身體處於組織胺超出負荷的狀態，也就是說，組織胺過多了。組織胺不耐症的影響就會造成非常嚴重的後果，例如當食用含有組織胺的食物時，因為組織胺會很快進入血液，因此幾乎可以到達全身每一個地方。再說一次，根本問題其實就在於一些病人無法充分分解攝入（食用）的組織胺，導致體內殘留過多的組織胺使症狀增加，例如噁心、嘔吐、蕁麻疹和容易性衝動。

　　是的，你沒看錯，組織胺具有血管舒張作用（血管

擴張），具有直接提高性慾，以及更容易達到性高潮的副作用。但是在你開始祈禱罹患組織胺不耐症之前，你得知道自發性提高性趣其實是導致焦慮的主要原因之一，而男性則可能會有早洩症狀。性功能障礙對於夫妻和伴侶而言，可能是非常艱難的處境。某些人可能會感受到無法承受的巨大壓力，這往往會讓人感到無助，因為自己似乎無法處理這樣的壓力。但好消息是，這可能是血液中高濃度組織胺循環的證據——在這種情況下，採取排除過敏原飲食（Exclusion Diet）就能解決問題。

● 富含組織胺的食物

你可能會驚訝的是，雖然我們通常認為組織胺是一種由身體產生的化學物質，但實際上有幾種富含組織胺的食物，本身無法充分破壞化學物質，也會造成組織胺過剩的問題，例如開始被消化分解的魚類食物（通常是自我診斷為魚類過敏的原因）和發酵的酒精飲料，尤其是紅酒、香檳和桶裝啤酒，就是主要的罪魁禍首。眾所周知，桶裝啤酒尤其能引起從輕度反應到嚴重腹痛等各種症狀。對組織胺不耐症的病人來說，以下清單一直以來都是令人擔憂且極具威脅性，必須多加注意。

發酵食品

- ▶ 酸菜
- ▶ 醋（和含醋的食物）
- ▶ 醬油
- ▶ 克菲爾（發酵乳）
- ▶ 優格
- ▶ 康普茶（Kombucha Teas）
- ▶ 泡菜

醃肉

- ▶ 培根
- ▶ 莎樂美腸
- ▶ 義式臘腸
- ▶ 午餐肉
- ▶ 熱狗

酸的食品

- ▶ 酸奶油
- ▶ 酸乳
- ▶ 白脫牛奶
- ▶ 酸麵包

水果乾或起士

- ▶ 杏仁
- ▶ 梅乾
- ▶ 椰棗
- ▶ 無花果
- ▶ 葡萄乾
- ▶ 大多數柑橘類水果
- ▶ 陳年起士或羊奶起士

堅果和蔬菜

- ▶ 核桃
- ▶ 花生
- ▶ 腰果
- ▶ 酪梨
- ▶ 茄子
- ▶ 菠菜
- ▶ 番茄

魚類

- ▶ 所有煙燻魚類
- ▶ 鯖魚
- ▶ 鯕鰍
- ▶ 鮪魚
- ▶ 鯷魚
- ▶ 沙丁魚

　　如果你很愛吃，這份清單真的很難讀得下去⋯⋯好吧，基本上還有很多食物值得你去享用的，但其實受影響的人都只是少數。從人口盛行率百分之一到八的發病率來看，點出了我們其實尚未真正了解組織胺不耐症。

　　這些列出的項目對組織胺易感族群來說，可能會引起明顯的過敏性休克反應。請再次注意，這不是過敏，儘管病人經常有類似過敏的症狀描述，並且拒絕相信這不是過敏，因為症狀包括潮紅、心悸、蕁麻疹（一種皮疹，伴有搔癢且凸起的疙瘩）。

　　這種組織胺敏感性源自缺乏二胺氧化酶（Diamine Oxidase），而二胺氧化酶可以分解組織胺。據說有百分之一的人缺乏這種酶，而有百分之八十的病人是中年人。儘管可以做二胺氧化酶濃度的血液檢查，但只能透過排除過敏原飲食來進行治療。

　　下面列出了逐步排除過敏原的完整治療方案。

食物中的毒素與化學物質

　　現在，我們簡要的概述不耐症的最後一個部分，其中包括含有某些毒素和化學物質的食物，這些食物會再次引發身體反應。若要找到其中的原因，食物在種植過

程中接觸到殺蟲劑，會是一個顯而易見的切入角度。這就是為什麼在食用水果和沙拉之前，必須澈底清洗乾淨。天然的毒素如黃麴毒素（Aflatoxin）也是如此，黃麴毒素存在於豆科植物和豆類中。再說一次，在烹飪前只要澈底浸泡，幾乎就能完全降低毒素殘留的濃度，這點必須隨時保持警惕！

你必須知道的重要化學物質是胺類（Amines），這些是生物活性分子，是氨（Ammonia）的衍生物。最值得注意的胺類為酪胺（Tyramine），它是與組織胺相似的化合物，所以當缺乏二胺氧化酶（負責分解組織胺的酶）的人攝入酪胺時，便會引起與組織胺相同的症狀和顧慮。含有大量酪胺的食物包括：

- 可能已變質或醃製的肉類
- 已經熟成、燻制、發酵或醃製過的魚類、家禽類和牛肉
- 大多數的豬肉（醃火腿除外）

其他食物還包括：

- 巧克力、酒精飲料、發酵食品、加工肉類、除了瑞可達起士（Ricotta）、茅屋起司（Cottage）、

奶油和帶皮的軟起士之外的大多數起司、酸奶油、優格、蝦醬、醬油，大豆調味品，照燒醬、豆豉、味噌湯、酸菜、泡菜、蠶豆、豌豆、義大利扁豆、荷蘭豆、毛豆、酪梨、香蕉、鳳梨、茄子、無花果，紅李子、覆盆子、花生，巴西堅果、椰子、酵母和一系列仙人掌和其他植物。

　　有些人比其他人更容易對這些食物敏感，還可能發生過敏反應。特別要注意的是，酪胺（單胺）的化學組成意味著，病人對含有酪胺的單胺氧化酶抑制劑（MAOI）會產生嚴重的反應，例如服用抗憂鬱藥物「嗎氯貝胺」（Moclobemide）的病人，這種抑制劑會抑制單胺氧化酶（這是一種分解單胺的酶，它也有參與神經功能的運作）。如果使用這種藥物，特別要避免食用含有酪胺和組織胺的食物，否則大腦中的酪胺或組織胺濃度會變得非常高，進而產生嚴重後果。

　　含有直接刺激作用的化學物質的食物還有山葵、芥末和辣椒，這是由於食物香氣中的分子直接刺激鼻子的內壁，導致排斥反應而產生黏液——很像是過敏，只是這單純是透過直接刺激受體而作用。辣椒中含有直接刺激作用的化學物質是辣椒素；在芥末和山葵中則是異硫

氰酸烯丙酯（Allyl Isothiocyanate）。食用某些食物（例如上述這些食物）導致流鼻水和打噴嚏，也可能是由於口腔中的受體所引起的反射作用。

水楊酸（Salicylates）、硫酸鹽（Sulphates）和添加劑是眾所皆知的化學物質，它們存在許多食品當中，尤其是加工和保久食品。雖然很難避免，但是如果你有氣喘或阿司匹靈不耐症，一定要格外注意食品的水楊酸添加量。

加工食品、味精含量高的味精（谷氨酸鈉）和各種增味劑含有其他添加劑，食用後便會產生身體的不適反應。

最後，德國的一項研究發現，百分之七的人有葡萄酒不耐症，包含紅葡萄酒、白葡萄酒或玫瑰葡萄酒。這跟葡萄沒有關係，而是由於熟成過程中使用的亞硫酸鹽（Sulphites）和色素——特別是胭脂蟲紅（紅色）和胭脂樹紅（黃色）會產生的反應最大。

正如你所看到的，關於過敏和不耐症的資訊量多到嚇人，當我們要深入研究時，就會被複雜的醫學術語所淹沒。雖然從表面上看，那些化學反應似乎難以接近且複雜，但本書會提供你方法來理解，讓你更容易閱讀。在之後的內容中，我們將告訴你如何將這些知識，納入

逐步預防的措施和有效的醫療處置。

　　現在你知道了，過敏和不耐症之間存在明顯而重要
的差異，你應該能鬆一口氣，因為你和親友們的問題，
很可能只是不耐症而已。

微生物

　　如果不了解一個非常重要的因素，則無法充分討論
食物過敏和不耐症，而這個因素是你通常不會想到的。
它們不僅數量龐大，而且能在腸內形成獨特迷你生態系
統的細菌：微生物（ Microbiome ）。大量的細菌、寄
生蟲、病毒和其他蟲子與人體形成一個功能性的合胞體
（Functional Syncytium，是一種雙贏關係），具有許多
共生的重要功能。它的存在解釋了腸道含有百分之八十
身體淋巴組織的原因，因為它必須經常抵抗毒素和有機
體通過腸道內壁、進入身體——以成年男性腸道表面積
來說，約有兩個雙打網球場那麼大。

　　腸道微生物估計由超過二十萬億個生物組成，重量
約為兩公斤。正因為如此，任何排除過敏原的飲食或飲
食分析，儘管程度較小、但都有其缺陷。這些生物體會
將消化的食物部分分解成其他化合物，不過效果非常難

以確定，因為它們非常多變。

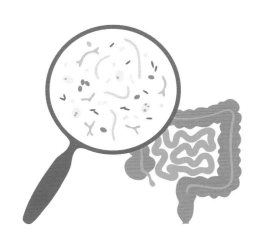

診斷、預防與處置

● 診斷食物過敏

皮膚點刺試驗

　　食物過敏的好處是，與某些食物結合並引起過敏反應的抗體，都會出現於全身上下的肥大細胞區域，如鼻子、喉嚨、眼睛內膜、腸道、皮膚、肺部等暴露在外的

表面。所以針對過敏的皮膚進行點刺試驗，不但過程簡單，也能切中問題所在，這是最好的試驗。試驗需要進行陽性和陰性對照比較——陽性對照組是組織胺，除非有重大的免疫反應問題，否則就會引起反應；陰性對照組是水。

將病人認為可能過敏的食物或物質刺入皮膚，最理想的是刺進前臂的皮下表面。最好的進行方式是提供原型食物來做試驗，比方說一根芹菜、一顆奇異果和一顆花生。護理師或醫生將含有過敏原的點刺針刺入皮膚上預先標記的位置，接著測出陽性和陰性結果。十分鐘之後，在放大鏡下檢查點刺的部位並記錄其反應。我們要尋找的是腫脹（Weal）的直徑。然後將其與陽性對照組（由大約 5mm 組織胺引起的反應）和陰性對照組（由水引起的反應，0mm）進行比較。許多食品和其他常見的過敏原，例如塵蟎、花粉、酵母，動物毛等，也可以由進行過敏試驗公司取得它們的高度純化過敏原液。但是，取得未經加工的過敏原仍是最準確的。

請記住，如果你正在服用抗組織胺藥、抗白三烯素或類固醇等降低免疫力的藥物，那麼這項試驗結果將是無效的。如果可以的話，在做試驗前至少停藥一週。

驗血

　　測試過敏的另一種方法為驗血，以尋找針對個別食物的特異性 IgE 抗體。黃金標準的過敏檢測過程（ImmunoCAP）裡有多種過敏原（約有兩百四十種）可用，抗原（如花生等過敏原）會與檢測區域的螢光分子（Fluorescent Molecule）結合。接著，將病人血液滴在檢測區域。如果血液含有花生抗體，則抗體會與抗原及其分子結合，然後改變其形狀及其螢光的顏色，進而檢測是否有過敏。這種新顏色的螢光量愈多，血液中存在的抗體就愈多，理論上其過敏程度就愈大。儘管這種試驗看起來非常科學，並且不如皮膚點刺試驗那麼主觀，但事實上它的效果卻是比較差的，因為它取決於儀器製造公司所產生的檢測區域品質，而這些檢測區域都是變化不一的，反應的程度也會根據病人最近是否接觸過過敏原而有所變化。

該避免的檢查

　　一種稱為「總免疫球蛋白 E（Total IgE）」的相關測試，可測量血液中 IgE 抗體的總水平，但這並沒有太大的幫助，因為它具有相當的非特異性，並且還可能因寄生蟲、其他感染或如骨髓瘤（Myeloma）等惡性腫瘤

有所不同。此外,病人最近是否接觸過敏原,也可能使其數值有所變化,因此身體的正常範圍很難確定。

事實上,過敏是一個潛在的嚴重問題,所以進行不適當的醫學檢查是完全不道德的作為,甚至會害人送命。

● 診斷不耐症──排除過敏原飲食

只有一種方法可以診斷食物不耐症,即排除過敏原飲食。食物過敏也可以透過這種方式進行測試(只是,上述的驗血和皮膚點刺試驗會更有效)。

排除過敏原飲食意味整整三天只吃煮熟的去皮馬鈴薯(不含鹽,黃油或任何其他調味品。馬鈴薯可選用 King Edward 或 Maris Piper 等品種[7])和喝水。這個飲食過程只會提供碳水化合物、一些纖維、礦物質、維生素和水──足以讓你繼續活下去。腸道透過時間(Gut Transit Time),或食物從口腔透過消化道所需的時間約

---

[7] King Edward 是英國最受歡迎的馬鈴薯品種,肉乳白色,能適應多種烹調方式。Maris Piper 是英國常見的馬鈴薯品種之一,黃皮白肉又鬆軟,最適合拿來炸薯條、烤馬鈴薯。

為六到八小時。儘管腸道裡仍存在著上文中曾提到的生物群系（Biome），七十二小時應該足以從身體中去除大部分殘留的食物。

此時，你可以重新開始吃你認為可能過敏的食物。從排除過敏原飲食開始後，每天都要記下所有你覺得可能出現的食物不耐症狀，如腹痛、腹瀉、脹氣等，都應該記錄下來。你也必須每天在相同的時間，記錄你放鬆的腹圍，每天記錄四次。

測量腹圍

將量尺的末端固定在肚臍上，然後將其繞過腰部，回到同一點。用力吐氣，這將給你一個準確的腹圍數字。通常你不會意識到你是多麼臃腫，因為你可能已經習慣了這種感覺。在整個排除過敏原的過程中，你會驚訝每天變瘦的程度。

填寫表格

三天期間請在以下時間吃水煮馬鈴薯或馬鈴薯泥，並在空格處記錄你的腹圍。飲用至少一．五公升的水（不要喝氣泡水）。在第一天和第二天，你可能會很常跑廁所，因為這也是一種排毒作用。

	第一天	第二天	第三天
早上九點	_____	_____	_____
下午一點	_____	_____	_____
下午七點	_____	_____	_____

　　三天後，食用你認為會過敏的食物。記下出現的反應，例如任何刺痛、腫脹或胃部不適。持續測量腹圍並保持每天重新食用新食物。

● 預防

　　在某種程度上，食物過敏是一種直接性過敏症，因此適當的注意和照護就是一種很好的預防方式。然而，食物是常見的會導致過敏性休克的過敏原，所以需要認真看待。預防就是要準確的理解你的過敏原，並確保你不會接觸到它。你也要為了自己的身體持續採取以下簡單有效的行動，因為這意味著：症狀可以被完全控制，甚至不再出現。

不要無麩質，而是擺脫麩質

「擺脫麩質」的食物從未如此多樣豐富，從無麩質的麵包到美乃滋都能買得到、應有盡有。從表面上看，對於想要擁有接近正常飲食的病人來說，這是一條偉大的救命線。但事實上，無麩質食品經過嚴格包裝、過度加工，整體營養會流失。你可以藉此避免食用麩質，但代價是你的身體會失去活力，而且無法攝取到有助於修復身體的必要營養素，這也會降低發育的程度，最重要的是會失去免疫力。

不耐症是身體失衡的訊號。投資自己，食用純淨（天然和未加工）的食物，你可能會發現其實自己根本沒有不耐症。這個治療方法需要長時間進行，但鑑於不耐症對身體的影響，相信還是有持續的必要性。有些人接受過麩質或任何其他敏感性檢測，雖然結果為陰性，但症狀仍持續存在。這個方法對他們來說尤其重要。

花點時間呼吸一下

重要的是要記住，對食物不耐症的壓力和焦慮，是導致食物不耐症狀惡化的主因。即使病人不自覺，但他們卻經常急促而淺短的呼吸，因為他們只用上胸在呼吸，而不是確實的吸氣進入橫隔膜。過度換氣

（Hyperventilation）本身會導致許多問題，包括脹氣、氣體、腹瀉、胃痛和胸痛，這些問題都是類似食物不耐症的症狀，而且還會更嚴重，使身體受到相當大的壓力。

每日例行的呼吸練習，將重新平衡病人對不耐症症狀的自然反應，同時也能減少相關的症狀，因為深長的呼吸且控制呼吸進入橫膈膜，能刺激神經系統進行放鬆作用。

每晚睡前花三分鐘進行以下練習：

1. 坐在床邊。

2. 確保不要放鬆身體，儘量挺胸並坐直。

3. 閉上眼睛。

4. 用你的鼻子進行深呼吸。以此方式呼吸至少十秒 —— 如果可以的話，儘量拉長時間（在練習後會更容易做到）。

5. 然後以同樣的姿態從口中緩慢呼氣，一樣維持至少十秒，並重複六次或持續三分鐘（以先達到者為準）。

　　預防，是為了要控制過敏和不耐症，而不是在它們攻擊時才急著補救。每天練習深長的呼吸方法，便能顯著減少焦慮並大幅減少症狀。

總 結

　　由於食物過敏和不耐症之間實在太相像，所以必須具體明確的指出差異，才能讓你準確了解如何控制、治療和處理發病的狀況。預防是過敏或不耐症的最主要關鍵，而遵循簡單的日常習慣，就可以為你的身心健康帶來巨大的好處。

第 5 章

接觸性
過敏

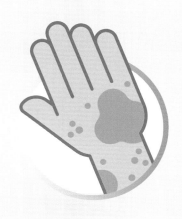

罹患過敏絕非好事，而且對自己以及朋友、家人的日常健康都會帶來許多焦慮和恐懼。嚴謹的計畫和對於過敏危險的確實理解，都應該成為你日常生活中的一部分。如果我們記得過敏原會攻擊身體的最外層——初期的反應會告訴我們正處於危險之中——然後在消化性和吸入性過敏的情況下，造成過敏的部位其實只有腸道、鼻子、眼睛和嘴巴。但是，如果你的整個身體的外在表面都處於容易受到攻擊的狀態呢？你實際上會變成一個行動捕蠅紙，任何東西都會黏在你身上。這就是接觸性過敏病人的樣貌。

過敏易發於暴露在外的身體部位，這原本是一種保護機制。皮膚顯然就是其中之一，因此皮膚有大量的肥大細胞，可以與任何 IgE 及其抗原結合，無論是毒素還是微生物。顯然的，接觸性過敏是一種溼疹性皮膚病。事實上，這是一個針對各種不同病因和作用導致皮膚變紅、發癢和發炎的統稱。若要正確的理解、處置和預防溼疹，就必須知道以下三種最常見的病症形式：

刺激性皮膚炎	異位性皮膚炎	接觸性皮膚炎

異位性皮膚炎（過敏性接觸）

首先，我們來解釋一些專業術語。在過敏的話題中，我們經常聽到「異位性」（Atopic）這個詞。某些形式的皮膚炎也會引起異位性氣喘或花粉症等症狀。**「異位性」僅僅意味著「特異體質」（Atopy）的存在，也就是一個人的潛在過敏問題。**氣喘、花粉症和皮膚炎形成所謂的異位性三聯症（Atopic Triad），就好像你天生就有對某種異位性疾病較具風險的傾向，如有家族病史。因此，患有異位性皮膚炎的人，總是在五歲後就注定會發病。

就和乳糖不耐症的分類一樣，我們生來就患有溼疹，這是身體自然免疫成熟過程的一部分。嬰兒身上常見溼疹，通常會在臉頰和頭皮上出現紅腫和皮疹，也常擴散到腿部和胸部。大約一歲之後，手肘、腰部和腳踝上也可能出現症狀。如上所述，這是身體遇到大量新粒子所制定的自然反應的過程，藉以防止之後的生活中有同樣反應出現。這種情況並不具有傳染性，不過類似長牙的過程，也是讓孩子和父母經常在夜晚失眠的原因。

正如過敏反應的另外兩個定義一樣，異位性皮膚炎會使免疫系統過度作用並導致慢性疼痛和炎症。只要有

身體發癢，就有想抓的欲望，你必須盡可能的防止這種情況發生，因為皮疹會變得更加疼痛，並且在受到進一步刺激時便開始滲液。更重要的是，**抓癢會導致皮膚組織變厚，從而黑色素沉澱，成為難看且可能永遠不會消失的斑點和疤痕。**

大多數人都可能會長溼疹，光在英國就有一千五百萬人在面對環境中過多的刺激物時，會對部份物質失去防禦功能。由於皮膚中存在許多肥大細胞，且其表面積很大，一旦觸發組織胺釋放，便會引起嚴重的蕁麻疹反應。

有別於我們接下來討論的其他溼疹類型，異位性皮膚炎的爆發不會局限於發病部位，而是可透過皮膚表面廣泛傳播。這些反應是由環境誘發因子及情緒誘發因子而起。愛爾蘭廣播電台（RTE）主持人保羅・赫里奧特（Paul Herriot）描述他的工作壓力是「突然發作」的一個關鍵原因。他發病的情況嚴重到無法克制自己不去抓癢，因而使他的身體留下斑塊和傷疤。

壓力對身體的影響不是一門精確的科學，並且很難真正理解其中的因果關係。然而，對於發病的擔憂，無疑是導致壓力的因素之一。所以，了解你可能遇到的常見誘發因子，會是一個比較務實的作法，進而在冷靜而

非恐懼的狀態下，訂出一個治療方式。而避免接觸刺激物就是一種更好的自助方法，因為有許多產品或環境因素，會促發皮膚中過量的組織胺釋放：

顯而易見的刺激物	顯而易見的刺激物
▶ 香菸的煙霧 ▶ 金屬（特別是鎳） ▶ 肥皂、家用清潔劑和洗滌劑 ▶ 紡織纖維（羊毛和聚酯纖維是主要元兇） ▶ 各種形式的香水 ▶ 膠水和黏著劑	▶ 護理產品中含有的抗菌劑，如面部和嬰兒濕巾 ▶ 椰油醯胺丙基甜菜鹼（Co-camidopropyl Betaine），用於增稠洗髮水、肥皂和乳液 ▶ 對苯二胺（Para-phenylene-diamine），用於皮革鞣製和暫時性紋身

異位性皮膚炎的常見症狀之一是皮膚乾燥和鱗屑，也就是即將或已經脫落的表皮角質層薄片。除了會有不適感之外，也因為微小的撕裂和裂縫打開了保護層，變得更容易受到刺激物和細菌的影響。適當保溼是必要的保養方式，因為外層表面的裂縫和乾燥代表皮膚中缺乏足夠水分，而隨著時間的流逝，也會因為這些裂縫流失更多水分，形成一種惡性循環。

接觸性皮膚炎

或許你也以為，接觸性皮膚炎遠比異位性皮膚炎更常見，因為它不是嚴格的過敏症，它占所有病例的百分之八十到九十，在學術上稱之為第四型超敏反應，是一種直接性 T 細胞效應。更簡單的說，刺激物會對皮膚造成物理性傷害，就跟嚴重的擦傷或灼傷差不多，同時過敏原會引發免疫反應，並在皮膚上發作。

儘管免疫誘發反應有著生物學上的差異，但誘發因子本身幾乎是一樣的，而且症狀可能都會導致身體虛弱。典型的接觸性皮膚炎的過敏原為鎳（多見於手錶和珠寶中）、金和鉻。

刺激性皮膚炎

我們也常看見強鹼性肥皂、清潔劑和清潔產品，對皮膚表面產生重大的物理性影響。令人驚訝的是，那些需要避免的典型刺激物居然是：

顯而易見的刺激物	不太明顯的刺激物
▶ 工業化學品 ▶ 溶劑 ▶ 含有酒精的護膚品 ▶ 肥皂和香水 ▶ 漂白水	▶ 塗料 ▶ 酸性食物 ▶ 收斂劑 [8]

　　與這些物質中的任何一個產生相互作用，都會導致更多的局部損傷而非過敏反應。與金屬刺激物的情況一樣，症狀僅會出現在受影響的部位，例如鎳接觸性皮膚炎會在錶面下的手腕皮膚發作，或者在使用溶劑等的工人手掌和手指上，出現刺激性皮膚炎，雖然結果非常相似，但病人必須承受紅腫、皮疹、水泡以及灼熱感，經常伴隨有腫脹的現象。

---

[8]　收斂劑指用來收縮體組織的化學物質，通常用於局部醫療。

診斷、預防與處置

● 診斷

通常會透過幾個問題來診斷接觸性和刺激性皮膚炎，例如，病人是否有改用不同品牌的洗衣粉或肥皂？如果是臉部出現過敏症狀，所有化妝品都應該要被考慮進去。手部皮膚炎則可能與職業性質有關，例如溶劑的使用。

● 預防

接觸性過敏與皮膚炎的預防，真的得仰賴日常的預防措施，以確保你的皮膚處於最佳狀態，並控制住發病的頻率，盡可能降低病情的嚴重度。

吃堅果有益健康

上述提及的皮膚表面裂縫和病灶，會讓身體在防禦刺激物上出現嚴重的漏洞，所以皮膚表面的保水對於修復微小裂縫和病灶來說絕對必要。**飲食是確保大量攝取食物以助皮膚保水的關鍵**。要做的第一件事就是大量

喝水。你可能認為你已經這樣做
了──但其實你沒有。除了其
他飲料之外，每天額外補充兩
公升水分只能算最低標準。試
著將水瓶放在冰箱冷藏，因為
我們大多都喜歡飲用冷飲，所以
定期供應冰水會使你更願意喝水，
而不是去喝那些軟性飲料和汽水。

　　每天吃一把堅果和小黃瓜棒當作零食也是一個不錯
的選擇，它們能讓你的皮膚擁有緊實飽滿的年輕感。最
後，富含 Omega-3 的食物是非常棒的選擇，因為它們
能夠控制和重新平衡皮膚的油脂分泌量，若能每週固定
攝取能顯著提升你的免疫力。當然，你可以選擇食物營
養補充品，但請別這麼做！加工過的東西永遠比不上直
接攝取所獲得的營養成分──每週至少攝取三次全天
然、高 Omega-3 的食物，例如富含
脂肪的魚類。

遠離讓皮膚乾燥的飲料

　　不，每天五杯咖啡並不能
算入你的飲水量。含咖啡因的飲

料和酒精會使血管收縮，進而限制了上述所有優質食品可吸收的營養。此外，咖啡因和酒精都是利尿劑，它們會積極抽乾你身上的水分。請極盡所能的減少攝取咖啡因和酒精。為了讓皮膚不癢、睡眠品質良好，這點犧牲實在不算什麼。

避免熱曝露（Heat exposure）

過度的熱水淋浴和日晒會讓皮膚因此變得乾燥，造成不可挽回的傷害。即使是那些沒有皮膚炎的人，也會感受到熱氣騰騰的熱水淋浴帶給皮膚的乾燥感與汗疹（Heat Rashes）。病人更應該注意避免，因為這會重新打開、並加深皮膚表面的裂縫，使皮膚處於不該承受的負擔之下，抵銷掉你先前做的所有努力。

日光浴是相似的，即使在溫和的溫度下，長期曝晒需要使用防晒係數 30（最理想的是防晒係數 50）以上的防晒產品。更大的問題是，當我們在海灘或戶外活動時常有陣風吹過，風很快就會使皮膚乾燥，並讓皮膚的

隙縫敞開一整天。你需要未雨綢繆！防晒係數 50 的防曬產品能讓皮膚在最強烈的陣風中保持濕潤，同時在你的嘴唇、嘴角和鼻孔周圍抹上凡士林或適合的藥膏，能發揮巨大的保護作用。

確保安穩的睡眠

我知道你在想什麼。我們都知道症狀會讓我們整夜輾轉難眠。但請遵循以上幾點，不僅會使你的症狀明顯減少，而且發作頻率也會顯著下降。睡眠是青春和健康的真正泉源，按照上述過程再多睡兩個小時，就會對身體的癒合能力產生極大的影響。

● 處置

使用階梯式處置（Ladder of Intervention）代表你正在嘗試一種最好的方法。這個最好的方法便是從第一步開始著手，然後循序漸進的進行。你可能會發現，一個步驟就能為你帶來最好的效果，也可能是一個或多個組合的使用。在進行任何方法之前，請先諮詢你的醫生。

階梯式處置

1. 潤膚劑
2. 類固醇外用藥膏
3. 包敷

◎ 潤膚劑

　　潤膚劑是透過保溼和保護作用來舒緩皮膚。軟膏、乳霜和乳液是三種不同質地的潤膚劑。軟膏質厚且不美觀，但能服貼的敷在皮膚和溼疹部位上，因此不僅僅是在溼疹部位，也非常適合在夜間塗抹全身。乳霜質薄且更快被吸收，所以適合在白天使用。乳液在皮膚乾燥的情況下使用，效果較小，但適用於毛囊部位。

◎ 類固醇外用藥膏

　　類固醇外用藥膏也可以與潤膚劑一起使用，等到藥膏被吸收後皮膚就會變得光滑。指尖單位（Fingertip Units）是我們測量類固醇藥膏或乳霜的計量單位，如下頁表格所示。

　　必須要在醫生的監督下使用類固醇藥膏或乳霜。一般使用的方法為：一開始先使用較溫和的類

固醇藥膏,然後依狀況所需,再使用效果更強的藥膏種類。

皮質醇(Hydrocortisone)百分之〇·一是最溫和的,且可以加到百分之二·五。接著,貝他每松(Betametha-sone)可以從百分之〇·〇二五加到百分之〇·一,最後再用可立舒(Clobetasol)百分之〇·〇五。

指尖單位					
年齡	臉部 & 頸部	一隻手臂 & 手	一隻腿 & 腳	軀幹（前）	包括臀部
三至六個月	1	1	1.5	1	1.5
一至二歲	1.5	1.5	2	2	3
三至五歲	1.5	2	3	3	3.5
六至十歲	2	2.5	4.5	3.5	5
十歲以上至成年人	2.5	4	8	7	8

◎ 包敷

包敷也可有效治療溼疹,基本上是將溼繃帶纏繞在發病的區域,有助於保持部位的溼潤和涼爽,隔絕搔抓

溼疹部位。這種方式非常耗時，但非常值得。這個過程需要二至三天，一旦完成，就能每天維持皮膚保溼。

◎ 如何包敷和裹封

① 拿一些繃帶浸泡在一碗乾淨的水中。

② 以溫水浸泡身體或發病部位二十分鐘。確保浴缸是乾淨的，並且不使用肥皂。

③ 用乾淨的毛巾擦乾你的皮膚。毛巾必須用非生物性溶解配方的洗衣精洗滌。

④ 在發病的部位塗抹一層簡單的水性或天然溼疹藥霜。

⑤ 纏緊繃帶並去除所有多餘的液體。繃帶應該是潮溼、但不要浸溼。

⑥ 將繃帶包裹在溼潤的皮膚上，並用乾燥的紗布覆蓋。選擇穿著乾淨貼身的運動服、運動褲。

⑦ 包敷至少三個小時，或直到繃帶不再溼潤。包敷一整晚也沒問題。

⑧ 如果可以的話，這個過程每天重複兩次，在學校或工作時，衣服裡面的溼繃帶可能會讓人不舒服，因此建議在星期五開始包敷，並且在整個週末都在家進行這套流程，以避免出門所帶來的不

適感。

⑨ 到了星期一早上，你的皮膚會維持良好的保溼
感。透過回顧上述之預防方法（特別是「熱曝
露」的部分）並諮詢你的醫生，每天持續進行全
身保溼來控制病情。

總結

　　接觸性過敏通常是人們最害怕的，特別是年輕人，
因為在臉部、手部和身體的症狀非常顯而易見。對於病
人來說，病情影響遠遠不止於此，因為接觸性過敏並非
可控制的季節性發病，甚至可能長達一整年都會對身心
帶來不適。

第 6 章

過敏性
休克

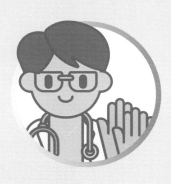

統計數據

過敏性休克致死是每個過敏病人或父母最大的擔憂。食物過敏反應的實際死亡人數，從〇至十九歲的人（非一般人，而是過敏病人），每年約百萬分之三死於食物過敏。這個數字甚至比成年人還要低。

你不太可能會有食物過敏，也不太可能死於過敏性休克，這還比一般人被謀殺害命的機率還低。在英國，每年只有六個人死於過敏性休克，很罕見、但確實是會發生。

透過驗血和皮膚點刺試驗來正確識別具有食物過敏的人，並且教導他們和身邊的親友，關於預防和使用腎上腺素注射的方法。當情況適合且需要時，真正的過敏病人就應該懂得如何正確注射腎上腺素。如果未能正確使用它，真正的過敏性休克是會導致死亡的。使用一次或兩次緊急腎上腺素注射器（例如 EpiPen）幾乎不會有風險，超過十次的 EpiPen 注射才會達到腎上腺素的毒性水平。

使用 EpiPen（或同類藥物）

　　EpiPen 是一種一次性使用的預填充式自動注射裝置，可在發生嚴重過敏反應時給予腎上腺素或腎上腺激素（Epinephrine）。一般來說，醫生會開立 EpiPen，並且會告知病人應隨時攜帶，在出現任何症狀的初兆時使用。

　　如果你正在幫助有嚴重過敏反應的人，建議的醫療方案如下：

① 讓朋友或鄰居立即撥打 119 叫救護車；如果你獨自一人，請先使用 EpiPen！

② 找到病人的 EpiPen，那是一個白板筆大小的亮橘色圓柱體，一端附有藍色蓋子。

③ 將筆握在手中，藍色蓋子朝向自己，向上拔起藍色蓋子，拔起時不要彎曲或扭轉。

④ 現在你可以使用這支筆了。將橙色末端壓入患者的大腿中部，直至聽到「喀嚓」聲。緊緊握住十秒鐘。

⑤ 如果你獨自一人，請撥打緊急服務電話。

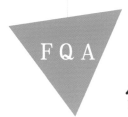

FQA

常見問題與解答

Q1

為什麼被蜜蜂或是黃蜂螫傷，有時會導致過敏性反應？

這些蜂刺的毒液會產生免疫反應，所以在你第一次被刺傷時並不會發生過敏性休克，除非你對這種過敏有遺傳傾向，但這無法檢測、只能推測。會發生問題的，其實是之後所遭受的蜂螫。此外，毒液會使血管擴張，使螫傷地部位周圍的血管擴張。這意味著在被刺傷後，毒液會迅速循環到全身，與IgE相互作用並導致肥大細胞顆粒釋放，導致過敏性休克。

Q2

有任何治療食物過敏的療法嗎？

避免食用會讓你過敏的食物，是目前防止發病的唯一方法。雖然有一些脫敏療法正在研究中，但

目前尚無有效的治療法。標準的抗過敏治療，如抗組織胺藥物、抗白三烯素和類固醇，可以有助緩解急性發作。

Q3 懷孕期間吃花生，會降低胎兒罹患花生過敏／不耐症的風險嗎？

不會，那是免疫系統發育的一部分，在胎兒出生後就會導致過敏。

Q4 過敏的患病人數一直在增加嗎？

是的，最近的統計數據表示，過敏的罹患率正以驚人的速度上升，尤其在西方國家更是如此。

Q5

不耐症的患病人數一直在增加嗎？

雖然數據不多，但看起來似乎仍持續增加中。你也許可以透過谷歌博士來取得更多資訊。

Q6

食物過敏原是否會殘留在手機或是鍵盤等常用的物體上？

是的，如果不仔細清潔，食物過敏原可能會殘留在物體上。若只是觸摸那些含有過敏原的物體，並不會對你造成影響，最壞的情況可能只會讓你接觸到的皮膚部位出現皮疹。只要不將任何過敏原吃下肚，就應該不會有什麼問題。

有一個常見的衛生認知是：光是觸摸某些東西，就足以讓你產生嚴重的過敏反應。然而，許多研究顯示，如果用肥皂和清水仔細洗手，並用洗滌劑澈底清潔污染的物品表面，便可有效去除過敏原。

★ 凝膠類的乾洗手無法去除皮膚過敏原，肥皂和水才是最好的選擇。

Q7

成人也會罹患食物過敏嗎?

　　雖然大多數食物過敏都是在你小時候發生的,但在極少數的情況下,也可能會在你成年後發作。成年人最常見的食物過敏原為貝類(甲殼類動物和軟體動物)以及堅果、花生和魚類。大多數有食物過敏的成年人都是從小就有過敏症狀了。成年人有時可能不會意識到食物過敏的症狀,因為那些嘔吐或腹瀉等症狀,可能會被誤認為是流感或食物中毒。成年人總是不太把那些症狀放在心上,這可能就會帶來危險,因為如果他們繼續吃那些過敏食物,可能就會忽略重要的過敏徵兆,而將自己置於危險之中。

Q8

何謂口腔過敏症候群?

　　口腔過敏症候群可能發展於成年期。其也被稱為花粉—食物過敏症候群(Pollen-food Allergy Syndrome),它是由花粉、未加工的水果、蔬菜和一些堅果中發現的交叉反應過敏原(Cross-reacting

Allergens）所引起的。雖然在食用後會出現症狀，但這並非食物過敏，可能會造成兩者混淆。相反的，這是花粉過敏。

口腔過敏症候群的症狀是口腔或舌頭發癢，也可能是嘴唇或舌頭腫脹。典型的口腔過敏症候群會透過白樺花粉症（Birch Tree Pollen Allergy）和抗原結構與白樺樹 Bet v 1 過敏原（birch Bet v 1）非常相似的食物（即蘋果、榛果，胡蘿蔔、櫻桃、梨子、番茄、芹菜、馬鈴薯和桃子）而發病。口唇腫脹可能會被誤認為過敏性休克，讓病人感到焦慮並打 119 求救的原因。

Q9 空氣中瀰漫的食物過敏原，可能造成嚴重的過敏反應嗎？

幾乎沒發生過。沒有研究證實，過敏原會在空氣中傳播並導致症狀發作。那些有食物過敏的人在食入過敏食物後，才會有嚴重的過敏反應。但許多對花生過敏的人也會擔心花生的粉塵，尤其是飛機上更會小心。大多數的過敏反應，都是在接觸和吸入折疊桌或

其他表面上的花生粉塵之後才可能發生。如果只是觸摸花生表面，並不會引起過敏反應。

Q10

孩子長大後，過敏症狀可能改善嗎？

可以！這是應該強調的重點。孩子通常（但不會一定如此）會改善對於牛奶、雞蛋、大豆和小麥的過敏症狀。新的研究顯示，高達百分之二十五的孩子可能改善他們的花生過敏，而其中有少部分的孩子可以改善他們的堅果過敏症狀。沒有必要假設你的孩子會終身食物過敏，不過對某些人來說，這的確可能會發生。

Q11

食物過敏檢測需要多少錢？

每個地方的計價各有不同。在英國，標準的血液過敏篩查試驗費用為二百五十英鎊至五百英鎊（約新台幣一萬至兩萬元），實際價格仍須看當地的醫療計價而定。皮膚點刺試驗通常每劑試驗藥劑

費用約為十五英鎊（約新台幣六百元），因此整個試驗費用則取決於你所檢驗的抗原數量。

Q12 何謂麩質？麩質過敏有多常見？

麩質是一種在穀物（如小麥、大麥和黑麥）中發現的蛋白質。有些人對小麥過敏，但這並不能歸為麩質過敏。麩質過敏其實是一種誤導性術語，通常會和小麥過敏混淆。實際上並沒有麩質過敏這樣的東西，但有一種名為乳糜瀉的疾病是對麩質的不耐症，而非過敏。

Q13 過敏和對付感染的免疫力有什麼不同？

其實沒什麼差別。兩者的判別方式非常相似，儘管作用的部位並不一樣，用於中介反應的抗體也不同，但最終效果都是：過敏因肥大細胞顆粒釋放而起，而免疫力則因病原體破壞而生。正如我們所討論，身體的自然監視系統一直在尋找可能遇到的

任何有害或感染因素，並準備要擊退它們——典型的 IgE 過敏導致的第一型超敏反應。它更像是針對敵方飛機的軍事預警雷達。但是，當身體中的監視系統未能消除那些多餘物質時，就會使我們發生局部中毒、寄生蟲滋生或感冒等結果。但是對於病毒的感染，一個健康的系統能夠在發出不同免疫反應（IgM 和 IgG）的幾天之內，自行解決問題，抗體很快就能自動重新生成。用軍事活動來比喻的話，如果初步預警系統由於某種潛伏攻擊而失效，就要在它殺死你之前，快速適應並學習如何反擊。

對付感染的免疫力，就如同過敏抗體一樣，透過預先判別的過程而早已準備就緒、立即行動——你無法以同樣的理由捕獲相同的病毒兩次，因為你有記憶細胞，就像過敏一樣。

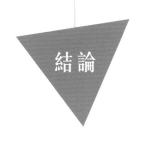

結論

本書重點

◆ 謹慎看待過敏病症。

◆ 仔細分析你的症狀和生活，以便在你自覺過敏時，可以準確檢測。

◆ 諮詢你的醫生。

◆ 了解過敏與不耐症的差異。

◆ 詳細閱讀本書並諮詢你的醫生。

如何幫助你自己

◆ 診斷

◆ 預防

◆ 處置

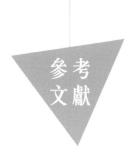

1. www.telegraph.co.uk/news/2017/06/09/red-velvet-cupcakes-fuelling-rise-allergies-dietician-says/

2. IgeaJ. M.: 'The history of the ideaof allergy', Allergy (2013) 68: 966-73, P- 966

3. Turner, P.J., Gowland, M. H., Sharma, V., Ierodiakonou, D., Harper, N., Garcez,T.,... Boyle, R. J.: 'Increase in anaphylaxis-related hospitalizations but no increase in fatalities: An analysis of United Kingdom national anaphylaxis data, 1992-2012' *The Journal of Allergy and Clinical Immunology* (2015) 135:956-963.

4. www.aaaai.org/about-aaaai/newsroom/allergy-statistics

5. www.goodtherapy.org/blog/stress-anxiety-food-allergies-1107127

6. my.clevelandclinic.org/health/articles/milk-allergies

7   AAW2O16 FSA: www.food.gov.uk/allergen-resources

8. www.healthline.com/health/allergies/ingested-contact-inhaled

9. www.allergywatch.org/basic/airborne_allergens.pdf

10. ophthalmologytimes.modernmedicine.com/ophthalmology times/news/managing-treatment-options-atopic-kerato conjunctivitis

11. www.rac.co.uk/drive/advice/road-safety/hay-fever-a-ha?ard-for-motorists/

12. www.allergy-clinic.co.uk/allergies/airway-allergy/hayfever/

13. www.channelnewsasia.com/news/lifestyle/yes-you-can-develop-food-allergies-as-an-adult-9122226

14- www.netdoctor.co.uk/conditions/allergy-and-asthma/a6102/ food-allergy

15. www.aaaai.org/conditions-and-treatments/libra7/allergy-library/food-allergy

16. Hertzler, S. R., Huynh, B. C., Savaiano, D. A.: 'How much lactose is low lactose?', *Journal of the American Dietetic Association* (1996) 96:243-46

17. www.camnutri.com/histamine-intolerance-p-90.html7detail =7&cPath=22

18. www.foodsmatter.com/allergy_intolerance/foodjntolerance/ articles/ hunter_huntley_foodjntol.html

19. www.panic-attacks.co.uk/course/4-panic-attack-symptoms-hyperventilation-over-breathing/

20. nationaleczema.org/eczema/types-of-eczema/

21. www.babycenter.com/O_eczema-in-babies_lO872.bc

22. www.allergyuk.org/about/latest-news/310-eczema-are-we-just-scratch i ng-the-surface

23. www.independent.ie/life/health-wellbeing/health-features/ rte-radio-presenter-on-his-battle-with-eczema-i-had-lesions-and-scratch-marks-36i25i85.html

24. www.pharmacytimes.com/publications/issue/20i3/april20i3/ treatment-and-management-of-dermatitis

25. www.epipen.ca/en/about-epipen/how-to-use

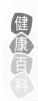
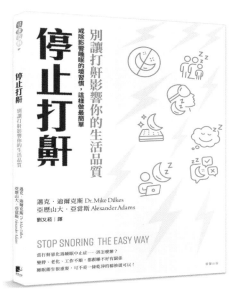

停止打鼾

別讓打鼾影響你的
生活品質

戒除影響睡眠的壞習慣，
這樣做最簡單

邁克‧迪爾克斯 Dr. Mike Dilkes
亞歷山大‧亞當斯 Alexander Adams

劉又菘｜譯

本書特色

★從耳鼻喉外科專家角度，講述打鼾原因，以及在臨床上的
不同輕重程度。

★多層面分析打鼾對生活的影響，包括身體健康、人際關
係、事業及性生活。

★提供多種針對舌頭、軟顎、喉底部的簡易止鼾運動，可自
主練習，無須醫療介入。

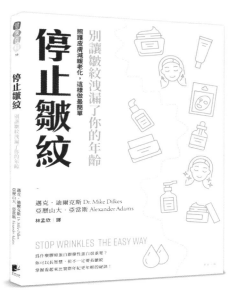

停止皺紋

別讓皺紋洩漏了你的年齡

照護皮膚減緩老化，這樣做最簡單

邁克‧迪爾克斯 Dr. Mike Dilkes

亞歷山大‧亞當斯 Alexander Adams

林孟欣 | 譯

本書特色

★ 簡化各種醫學術語，幫助讀者理解關於皮膚的各種狀況。

★ 以「這樣做最簡單」的核心概念，提供簡單「做得到」的日常保養建議。

★ 針對皺紋的產生，如何降低、預防、避免形成，提供專業見解與策略。

國家圖書館出版品預行編目資料

停止過敏：別讓過敏毀了你的人生／邁克‧迪爾克斯（Dr. Mike Dilkes）、亞歷山大‧亞當斯（Alexander Adams）；劉又菘譯.——初版.——臺中市：晨星出版有限公司，2022.08
面；公分.——（健康百科；58）
譯自：STOP ALLERGIES THE EASY WAY

ISBN 978-626-320-192-7（平裝）

1. 過敏性疾病 2. 保健常識

415.74   111008910

健康百科 58

停止過敏
別讓過敏毀了你的人生

作者	邁克・迪爾克斯 Dr. Mike Dilkes & 亞歷山大・亞當斯 Alexander Adams
譯者	劉又菘
主編	莊雅琦
編輯	洪　絹
校對	洪　絹、莊雅琦、黃嘉儀
網路編輯	黃嘉儀
封面設計	賴維明
美術編排	林姿秀

創辦人	陳銘民
發行所	晨星出版有限公司
	407台中市西屯區工業30路1號1樓
	TEL：04-23595820　FAX：04-23550581
	E-mail：service-taipei@morningstar.com.tw
	http://star.morningstar.com.tw
	行政院新聞局局版台業字第2500號
法律顧問	陳思成律師
初版	西元2022 年08月01日

可至線上填回函！

讀者服務專線	TEL：02-23672044／04-23595819#230
讀者傳真專線	FAX：02-23635741／04-23595493
讀者專用信箱	service@morningstar.com.tw
網路書店	http://www.morningstar.com.tw
郵政劃撥	15060393（知己圖書股份有限公司）

印刷	上好印刷股份有限公司

定價 270 元
ISBN　9978-626-320-192-7

[STOP ALLERGIES THE EASY WAY]
Copyright © Dr Mike Dilkes and Alexander Adams 2018
First published by the Orion Publishing Group, London All Rights Reserved.
Published by arrangement with Orion Publishing Group via The Grayhawk Agency.
Complex Chinese Translation copyright © 2022 by MORNINGSTAR
PUBLISHING INC.
All Rights Reserved.